迷走神經

自我檢測與療癒聖經

為壓力與病痛找到解方！

修復創傷、焦慮、憂鬱、自閉症、偏頭痛、呼吸障礙、胃食道逆流等病症的自救寶典

ACCESSING THE HEALING POWER OF THE VAGUS NERVE

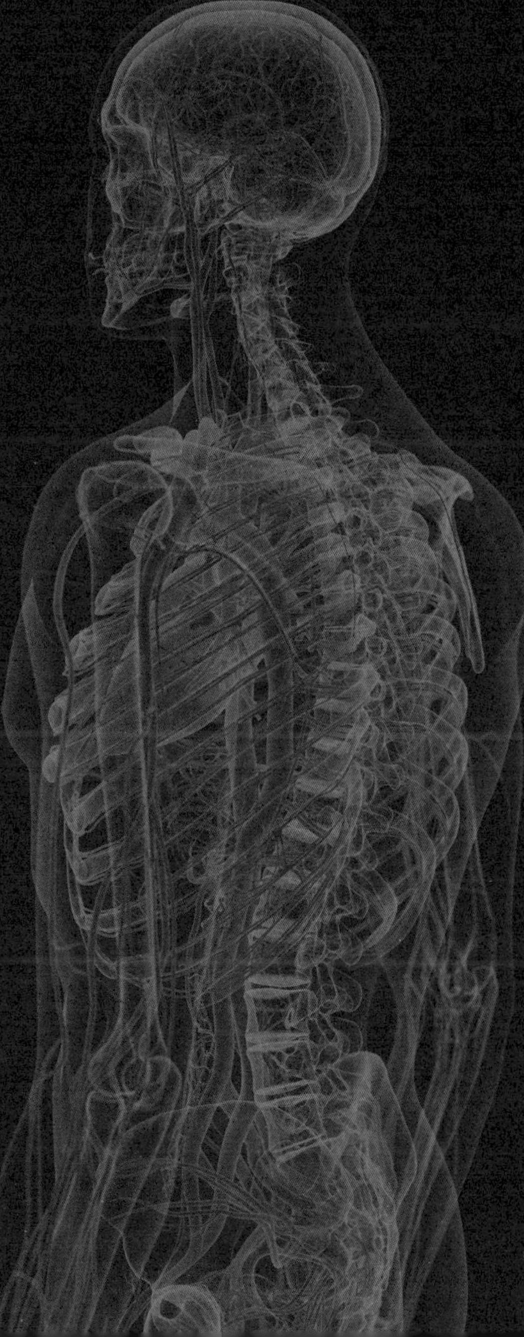

史丹利・羅森堡（Stanley Rosenberg）◎著
張家瑞◎譯

健康smile 112

迷走神經自我檢測與療癒聖經

為壓力與病痛找到解方！修復創傷、焦慮、憂鬱、自閉症、偏頭痛、呼吸障礙、胃食道逆流等病症的自救寶典

作　　者　史丹利・羅森堡（Stanley Rosenberg）
譯　　者　張家瑞
特約編輯　張維君
封面設計　林淑慧
特約美編　顏麟驊
主　　編　劉信宏
總 編 輯　林許文二

出　　版　柿子文化事業有限公司
地　　址　11677臺北市羅斯福路五段158號2樓
業務專線　（02）89314903#15
讀者專線　（02）89314903#9
傳　　真　（02）29319207
郵撥帳號　19822651柿子文化事業有限公司
投稿信箱　editor@persimmonbooks.com.tw
服務信箱　service@persimmonbooks.com.tw

業務行政　鄭淑娟、陳顯中

初版一刷　2025年2月
定　　價　新臺幣599元
I S B N　978-626-7613-17-7

臉書搜尋：60秒看新世界

～柿子在秋天火紅 文化在書中成熟～

國家圖書館出版品預行編目（CIP）資料

迷走神經自我檢測與療癒聖經：為壓力與病痛找到解方！修復創傷、焦慮、憂鬱、自閉症、偏頭痛、呼吸障礙、胃食道逆流等病症的自救寶典／史丹利・羅森堡（Stanley Rosenberg）著；張家瑞譯. -- 初版. -- 臺北市：柿子文化事業有限公司, 2025.2
面；　公分. --（健康smile；112）
ISBN 978-626-7613-17-7（平裝）
1. CST：自主神經系統疾病　2. CST：生理心理學　3. CST：心理治療
415.943　113020230

推薦序

值得詳細閱讀珍藏的自我保健書

李政家／功能神經學專家、脊骨神經醫學博士

自律神經失調一直是大家既熟悉又陌生的專業用語，許多令傳統西醫束手無策的疾病，不明原因的病痛症狀，例如失眠、焦慮、憂鬱、氣喘、心率不整、血壓不穩定、身體疼痛、偏頭痛、自體免疫等等，最終都會被歸咎於自律神經失調。大多數自律失調患者對於傳統醫療感到失望而尋求各種其他有效的解決方案。因此，如果能夠對自律神經如何運作有比較清楚的認識，就可以讓你對尋求解方有更具體的方向。

自律神經系統是一套因應外界環境變化的自我反應調節神經系統，可以不受大腦意識控制，包括呼吸、心跳、血壓、腸胃蠕動、體溫調控、流汗、排泄、肌肉張力、性功能、免疫力、大腦情緒反應等等。大腦透過感知系統接收外界環境各種訊息，在下視丘進行整合後，再透過腦垂體分泌各種激素，來控制全身做出適當的反應。

自律神經傳統觀念，只將自律神經系統區分為交感神經及副交感神經系統，透過這兩大系統相互拮抗影響全身。在一九九四年美國心理學家史蒂芬・波吉斯（Dr. Stephen Porges）提出了多重迷走神經理論（Polyvagal Theory），顛覆傳統對自律神經系統的認知。該理論強調第十對腦神經——迷走神經（Vagus Nerve）在調節生理和心理狀態中的核心作用。將自律神經系統更精細的劃分為脊神經交感系統、迷走神經腹側分支與迷走神經背側分支三大迴路，以及加上脊神經交感系統與迷走神經腹側分支混合態，迷走神經腹側分支與背側分支混合態所形成的五種不同狀態。

本書作者史丹利・羅森堡根據多年的臨床治療師經驗，將多重迷走神經理論、臨床症狀以及應用做了更進一步的闡述。在本書中，將中樞神經如何透過第五、七、九、十、十一對腦神經，來控制副交感神經系統以及脊椎交感神經，如何影響身體的肌肉張力、姿勢體態和樣貌。並且提供自我觀察、檢測以及解決方案。如果你是臨床治療師，或是正受到自律神經失調之苦的患者，這本書是值得你詳細閱讀珍藏，在此推薦給大家。

推薦序

開始你的自我療癒之旅吧！

阿源師陳慶源／職能治療師

「阿源老師！不行！我晚上都做不完就睡著了，我該怎麼辦？我要不要起來繼續做？」我的個案在連續做了幾天的回家功課後，傳訊息跟我說。

他來找我，是因為好幾個月都睡不好，想要透過紓解身體的緊繃，來看看能不能幫助他睡得好些。

我在評估完他的身體狀況後，除了透過手法幫助他的身體放鬆外，還教了他本書作者史丹利提出的喚醒迷走神經基本動作。

文章一開始的哀嚎，來自於個案上床準備就寢時，做完基本動作的其中一部分就呼呼大睡。醒來之後便一直擔心自己是不是沒做對，是不是沒做好？

我告訴他：「你做得很好。你是不是睡著了？還睡得很好？」

「對。」他說。

「是啊，你做得很好。」

這不是一個特別的單一個案，而是在我工作室以及所帶領的團體裡頭，常常會聽到的回饋：我還沒做完就睡著了。

另外一個有趣的活動，也是讓人眼睛為之一亮的。

在讀書會的團體裡，我們一起做了書裡的「四分鐘臉部自然提升按摩」。為了讓學員親眼看看自己的變化，我請學員在活動前先不套濾鏡自拍自己的樣子。接著我們開始做臉部自然提升按摩的活動。

活動當中，我特別提醒大家不要大力的按壓指定的位置，而是要溫柔的觸摸，感覺到指尖與臉部皮膚的融合。這是因為在很多人的既定印象裡面，按摩就是要大力，就是要「很有感覺」，最好是要按到痠爽。

如果疼痛讓人感覺到很舒服、很安全，那當然沒事，但大部分的時候，過分大力按壓導致的痠，或是痛感，是會讓人很不舒服，很有警戒的。

就像書裡面提到的「只有身體感覺到安全了，觸摸才會發揮它的效果。」

所以要溫和的接觸，溫柔的對待自己。

幾分鐘以後，我們完成練習，然後再次打開手機自拍鏡頭拍照。我看著學員的眼裡彷彿有光，好像看到什麼有趣的事。一番比對之後，大家都覺得好像自己年輕了五歲，感覺神采奕奕，活力都回來了。

你可能會好奇這到底是怎麼辦到的？

不知道你有沒有過這樣的經驗？當你在大自然裡漫步著，看著陽光從葉片的縫細中灑落，耳邊傳來陣陣樹梢摩擦的聲音，偶爾還有鳥兒鳴唱。感受著微風迎面吹來的同時，深吸一口氣，沁涼舒爽的空氣進入鼻腔，讓你感覺到身心舒暢。這個時候，你可能會感覺到身體的放鬆，整個人的重心在往下沉，能清楚地感受到腳底板接觸地面的感覺。甚至有些人會有一種敞開自我，與大自然合而為一的感受。

然而，當你深處陌生城市，一個人在黑夜裡趕路，經過路燈照不到的暗巷時，你可能會不由自主地將身體縮起來，肌肉變得比較緊繃，呼吸短淺而略顯急促，加上逐漸猛烈的心跳聲，讓人感覺有些緊張，或者有些害怕，就好像隨時準備要應對接下來可能會出現的危險。

這些身心變化與心情感受，都跟我們的自律神經系統息息相關。作為身心連動的自動反應系統，自律神經總是在大腦還沒察覺到之前，就已經預先調配心跳、呼吸、血壓、肌肉張力、瞳孔收縮……來應付當前情境的變化。

也就是說，當你縮起身體、肌肉緊繃、呼吸加速的時候，你才會察覺到「我在緊張」。先有生理的變化，才有心情的感受與大腦的詮釋。

不過，絕大多數人沒有辦法透過命令，來要求自律神經做事。什麼意思呢？

當你想要伸手去拿杯子過來喝水的時候，你可以很有意識的伸手，拿起杯子，靠近嘴巴，然後喝水。

可是，你卻沒有辦法盯著鏡子，然後告訴自己：「瞳孔放大、瞳孔放大、瞳孔放大！」想要企圖命令自律神經支配的瞳孔放大或縮小，這是辦不到的。

然而，我們確實可以透過很多身心技巧來影響自律神經，而這本書會告訴你怎麼做。

我要邀請你繼續閱讀這本書，開始你的自我療癒之旅。

我相信你可以做得很好！

推薦序

認識迷走神經，打敗健康的敵人

陳世修（Martyn）／臉書社團「了解生酮飲食以及你無法成功減肥的真相」版主

第一次接觸已經是二〇二〇年的事情，當時我的好夥伴推薦我這本書的時候，我是非常興奮的，因為這本書提及你可能會因為顱神經異常而產生情緒及社交障礙，這兩點也是生活之中最難的事情，包括暴食與運動，還有睡眠，只要情緒不穩定，你就很難正確執行，堅持下去。

所以，如果能夠從中獲得答案，我會非常開心，這樣又能夠把四要素（睡眠、飲食、壓力、運動）做得更好，更難能可貴的是，以前往往都是透過鍛鍊太極拳、呼吸法、靜坐與冥想來解決這些問題，這本書有一些實際的操作，可以更好的解決被壓迫到的神經。再不濟都知道可以找哪些醫生來協助治療，而不是一味的使用藥物。要知道，藥物其實無法解決被壓迫到的神經所產生的異常。

當時即使時間已經非常少了，我每天還是強迫自己再擠出一小時來研讀，並作筆記，然後節錄一些重點放在社團裡，希望引起大家的興趣，並檢視自己是否有相同的症狀，才知道該從何下去處理。

我不會矯情的說這種專業的書有多麼生動有趣，但是不認識敵人，你是無法打敗敵人的，換個角度也能看出這本書的專業程度，但也不至於會艱深難懂，尤其實際操作起來也不困難。

如今柿子文化出版社的出版，更加強許多細節讓大家能更好地閱讀與記憶，當初沒有機會入手的人，這次可千萬不要錯過了，畢竟不知道迷走神經的人很多，但迷走神經沒問題的人卻很少。

推薦序

一把開啟身心療癒之門的鑰匙

陳偉任／凱旋醫院神經精神科主任

在我從事精神醫學與心理輔導的二十多年職涯中，我見證了無數個案在面對壓力、焦慮、憂鬱與失眠等挑戰時的掙扎與痛苦。作為一名精神科醫師，我熟悉神經科學以及「神經心理教育／諮商」、「阿德勒個體心理學」、「動機式晤談」、「家族治療」、「認知行為治療」、「現實治療」和「焦點解決學派」等多元心理療法，也深刻體會到身心之間不可分割的連結。然而，如何在臨床實務中有效修復身心失調，始終是一項充滿挑戰的課題。

進入精神醫療的第三個十年，我開始思索如何將「精準醫療」的概念引入心身醫學領域。當我閱讀到史丹利．羅森堡的這本著作時，驚喜地發現他的核心理念與我近年來試圖將神經科學與心理學結合的方向不謀而合。羅森堡先生透過清晰易懂的方式，揭示了迷走神經在調節自律神經系統、影響情緒與身體健康中的關鍵角色，為我們提供了一個嶄新的視角。

這本書令人印象深刻的地方，在於羅森堡先生能夠用平易近人的語言，將複雜的神經科學概念轉化為簡單易行的步驟，尤其是對非專業人士而言，更是如獲至寶。在這個節奏飛快、壓力倍增的時代，越來越多人深受身心失調的困擾。《迷走神經自我檢測與療癒聖經》正是一本能幫助讀者了解自我、主動參與療癒過程的實用指南。透過自我檢測和簡單練習，讀者可以有效調節身心狀態，進而提升生活品質。

我由衷推薦這本書給所有關注自身與他人健康的人士。它是一把開啟身心療癒之門的鑰匙，不僅讓讀者了解迷走神經的重要性，還提供了修復身心失調的實際方法，協助每個人找到專屬於自己的健康解方。最後，感謝柿子文化引進這本極具價值的著作，讓更多中文讀者得以接觸並受益於羅森堡先生的研究與實踐經驗。

推薦序

激發人體自癒力，讓生命幸福滿滿！

楊紹民／楊紹民心靈自然診所院長

這是一本我誠心推薦給每個人、每位治療師與醫師的好書！

淺顯易懂、內容新穎又有趣的《迷走神經自我檢測與療癒聖經》，讓我這位近二十年來以非藥物治療失眠、憂鬱、焦慮、恐慌與失智的臨床醫師感到驚艷不已。

本書作者史丹利．羅森堡擁有超過四十年的身體療癒經驗，他巧妙地將不同體系的徒手療法與史蒂芬．波吉斯的「多重迷走神經理論」相結合，深入探索影響「作戰或逃跑」、「放鬆與社交參與」以及「遲緩、停滯與憂鬱（當機）」這三種迷走神經迴路的手法。本書所提供的技術，不僅可幫助各種疾病患者恢復「社交參與」的能力，更能引導他們跳脫「停滯」或無意義的「戰、逃」狀態，進而激發人體自癒力，促進健康與幸福。

生命既堅韌又脆弱，近三百年來，現代西方醫學雖然成功減少感染與創傷導致的死亡，但也讓許多人誤以為只要檢驗報告「沒有紅字」就是健康，甚至將生命視為一堆被稱為「器官」

的機械組合。然而，我在主流醫學中心深耕多年後，投入國際「輔助與整合醫學」的領域，並以非藥物的「全人整合醫學」服務於社區門診，這些經驗讓我見證了近萬名飽受失眠、焦慮與憂鬱折磨的患者，不僅重拾健康，更在療癒的過程中找回自主性與尊嚴。

從「全人整合醫學」的視角來看，身體、情緒、心智與精神這四大層次彼此緊密相連、相互影響。如果患者的症狀具有高度危險性或致命性，首先應該利用藥物或手術來挽救生命，接著再結合本書所介紹的迷走神經療癒技巧，以及營養、運動、生活型態調整、身心靈療癒等自然醫學方法，作為輔助治療；而當症狀不嚴重時，這些自然醫學方法更可成為促進健康、預防疾病與防止傷殘的重要策略。

隨著台灣即將於邁入「超高齡社會」，我期盼每一位國人都能運用這些知識與技巧，達成健康終老的目標，讓生命幸福滿滿！

【具名推薦】

易之新／神經內科醫師、費登奎斯老師（GCFP）

林仁廷／諮商心理師

郭育祥／自律神經失調症協會理事長

目錄

第五章

第六章

身心問題的檢測與治療

第七章

自閉症類群障礙的檢測與治療

第二部

恢復社交參與的動作練習

附錄

序一

掌握有效自我療癒的方法

二〇〇二年六月，我在巴爾的摩參加美國身體心理治療協會會議時遇到史丹利。我在演講的前一晚收到吉姆．奧斯曼（Jim Oschman）的訊息，詢問他和史丹利是否可以參加，吉姆說我會喜歡見到史丹利並了解他的工作。演講結束後，史丹利談到他想弄清楚用於研究的客觀測量法，例如心率變異度（ＨＲＶ），這樣才能驗證他正在進行的臨床工作。

我很好奇，想更了解他的工作、他用的方法，以及他為什麼對迷走神經功能的測量感興趣。我跟他提到我有脊椎滑脫症，那是一種脊椎骨向前滑落至下方骨頭上的毛病。他隨口說：「我可以搞定。」我問他需要多久時間。他說大約十到十五秒！

在那個時候，我很想弄清楚他在十到十五秒的時間內能做什麼，也非常好奇「體感療法」（Somatic therapy）是否有效。根據我和骨科專家打交道的經驗，我原本以為受過羅夫療法（Rolfing）和顱薦椎調整技術訓練的他，會需要進行數次療程，但他卻說幾秒鐘內就能康復，這完全顛覆了我的世界觀。

某位骨科醫生的診斷指出，我的情況是下脊椎在腰椎和薦椎交界處滑脫引起背痛，未來可能會逐漸惡化，最後甚至需要手術治療。他利用我對手術的恐懼，藉此刺激我在物理治療中尋求改善。物理治療結束後，我到一名運動醫學醫師那裡就診，他用背部支撐器限制患處的活動。從兩位專家一連串的照護療程中，我得到相互矛盾的指示：醫生要我固定下背部，而物理治療師則鼓勵我活動並提高靈活性。所以當我遇到史丹利時，我還不清楚如何治療才能將我的症狀減到最輕，並且避免手術。

當史丹利慷慨地說能「搞定」時，我欣然接受了這個機會。史丹利指導我用雙手和雙膝支撐身體，放鬆的同時保持脊椎平直。然後，他用雙手手指朝相反方向移動，滑脫的脊椎立即回到原本的位置。過去十五年裡，我一直使用史丹利技法的修改版，從此再也沒有疼痛的困擾。

我恍然大悟。物理矯治輕輕地移動了上層組織，向身體發送放鬆的信號。這種放鬆足以重新組織調節支撐脊椎的神經肌肉，讓脊椎滑回原位。是史丹利向神經肌肉系統傳遞了安全信號，使身體能夠從保護下脊椎的防禦性收縮狀態，立即轉變為安全的放鬆狀態，此時只要輕輕觸碰，就能讓身體自然而然找到它的位置並復位。

史丹利的方法證實了，不可見的安全感可以通達全身各個部位，而不只是透過顏面和頭部肌肉在社交參與中呈現，或經由腹側迷走神經路徑通往內臟。在人體解剖的所有層面，安全感皆是透過向下調節和降低防禦來表達的。在感到安全時，人體能夠重新調整自身以支持健康、成長和恢復。史丹利的治療是根據他的**內隱理解（Implicit understanding）：當神經系統處在安全狀態時，對觸摸會呈現正面反應，以此調整身體結構，並使自律神經系統發揮最佳功能**。

我和史丹利的第一次會面就見識到他的本性和才華，以及他渴望為人減輕痛苦的熱情。我看到他利用溫和的調節手法使身體達到安全狀態，避免造成患者過大的負擔，同時也看到他對身體整合系統的直覺式理解。

史丹利和我現在已經是交往超過二十年的好友，我們在多次會面中，討論他如何透過矯治改變自律神經狀態，以促進健康、成長和恢復。正如這本書所傳達的，他將多重迷走神經理論（詳見柿子文化出版的《多重迷走神經·找回安全感與身心治癒的全新途徑》一書）的特點與顱薦椎療法和其他身體療法的特點巧妙地融合在一起。為此，他精心研究出多重迷走神經理論的主要原則：**當身體處於安全狀態時，它能夠接納觸摸和矯治**。

根據多重迷走神經理論，在處於安全狀態時，身體的運作——包括骨骼肌的中樞神經調節——會有所不同。在安全狀態下，腹側迷走神經傳導路徑會與自律神經系統協調；當自律神經系統的防衛作用受限時，身體不僅允許語調豐富的發聲和表情等社交參與行為，也允許觸摸。史丹利臨床成功的基礎，在於他與客戶溝通及合力調節神經系統的能力：透過客戶社交神經系統之間的互動，以及傳遞觸發腹側迷走神經正向迴路的信任與關懷等信號，促使整個身體進入安全狀態。

史丹利並非學習某個標準學程的傳統治療師。他所受到的訓練是跨學科的，比較符合另類治療師的常規作法。另類治療師使身體自癒，而史丹利把這個角色發揮得淋漓盡致，他（治療師）與客戶合力調節，透過身體自身的機制達到自癒。他對多重迷走神經理論的興趣源於他的內隱理解：當身體結構呈現安全狀態時，身體自然準備好成為治療的平台。

在這本書裡，對於迷走神經傳導路徑在治療過程中（藉著使身體保持平靜和對觸摸產生正面反應來發揮作用）所扮演的角色，史丹利表達出自己的獨到見解。透過直觀理解整合性的過程，史丹利開發出一套矯治系統，能夠提升安全狀態，允許身體重新調整神經系統，進而使行為、心理健康和生理平衡達到最理想的境界。

作為一名科學家，我並未體驗過治療師的世界。作為一名治療師，史丹利也不以科學家的方式體驗世界。然而，史丹利的天賦在於他能夠透過內隱理解來組織科學資訊，並以直覺、富有洞察力和有幫助的方式將之應用在治療上。史丹利是一名有創意的治療師，在複雜的醫療環境中獨樹一幟。幸運的是，他強大的洞察力、內隱知識和治療模式已記錄在本書中，並且完美傳達。

史蒂芬・波吉斯博士（Stephen Porges, PhD）
印第安那大學金賽研究所特聘科學家暨北卡羅來納大學精神病學教授
出版《多重迷走神經・找回安全感與身心治癒的全新途徑》

序二

迷走神經理論療治複雜疾病的明確方向

在歷史上，有些時候需求會遇到相稱的才華，而我們正處於這樣罕見的時刻之一。史丹利．羅森堡的《迷走神經自我檢測與療癒聖經》為讀者指引療癒方向和提供治療某些極複雜疾病的工具。

史丹利憑藉著將近半個世紀的臨床經驗、訓練和教學，帶來了新思潮。《迷走神經自我檢測與療癒聖經》對身體和情緒狀況的起源提供了深刻見解，說明為何傳統方法往往無法成功地治療，同時也為解決這些問題提供了有效工具。

我們的健康快樂有賴於一套功能良好且適應性強的神經系統，適應力的核心——特別是對壓力的適應——是迷走神經。

這條腦神經融入整個身體和神經系統，對生活的每一個方面都至為重要，它能提供深度放鬆，也能在生死關頭提供即時反應；它既可能是無數疾病的原因，也可能是解決方案。此外，迷走神經還能提供與他人和環境的深層個人連結。

我有幸認識史丹利超過三十五年。我和他一起做研究，我向他學習，並且在羅森堡學院（Stanley Rosenberg Institute）教書，我不知道還有哪位從業者比他更有資格將這本書中呈現的所有基本要素結合起來。

這本書揭開了慢性疾病的神秘面紗，市面上有許多書籍解釋這些病症，但沒有一本能這麼成功地深入探討這些病症發展的基本原因及其形成方式。

無論對於治療師、患者，或單純想了解自己和他人的讀者來說，《迷走神經自我檢測與療癒聖經》都是必讀之作。史丹利．羅森堡將數十年來的深刻理解，編織成一部引人入勝的難忘作品，他值得我們的感激。

班傑明．希爾德博士（Benjamin Shield, PhD）

著有《治療者論治療》、《為了上帝的愛》、《靈魂手冊》及《心靈手冊》

自序

用雙手追求更高水準的精緻度、敏感度和創造力

我是史丹利・羅森堡，一位出生於美國、現居丹麥的身體治療師。這本書是根據我擔任身體治療師的經驗，所提出的一種新治療方法，它建立在對自律神經系統功能的全新理解上，也就是由史蒂芬・波吉斯博士開發的「多重迷走神經理論」。

自律神經系統不僅調節內臟器官（胃、肺、心臟、肝等）的運作，而且與情緒狀態密切相關，更直接影響我們的行為。因此，自律神經系統的正常運作，對情緒以及身體健康和幸福極為重要。波吉斯博士的多重神經架構使我能夠在健康的廣泛議題上取得正面成果，如慢性阻塞性肺病（COPD）、偏頭痛和自閉症等等（僅略舉數例）。

我從事各種形式的身體治療已經超過四十五年，這個職涯與我一九六二年從斯沃斯莫爾學院（Swarthmore）畢業的主修毫不相關。我在大學時主修英國文學、哲學和歷史，同時參加了一個密集的榮譽課程。當我參加大學同學會時，我發現大多數朋友都成了大學教授、醫生、律師、心理學家和其他專業人士，在兩百五十名同學中，我是唯一的身體治療師。

■表演藝術中探索身體的療癒

在斯沃斯莫爾學院時，我對戲劇產生了興趣，尤其是日本戲劇。這促使我加入夏威夷大學的戲劇研究生課程，在那裡，我們演出了來自日本、中國、印度和泰國的各類戲劇。兩年後，我離開檀香山的沙灘，搬到曼哈頓下東區擁擠、骯髒、喧鬧的街道，與其他年輕的戲劇愛好者在一起。

我偶爾會去幫拉瑪瑪劇院（La MaMa）的製作人伊蓮．斯圖爾特（Ellen Stewart）打雜，那是一個受歡迎的外百老匯劇院，許多有抱負的演員和導演在這裡演出未被發現的新劇。我不知道這是我命中注定或是幸運，還是尋找合作夥伴的敏銳嗅覺，伊蓮收留了我。在與她和一個小劇團到歐洲巡演之後，伊蓮堅持要我參觀丹麥的奧丁劇院——那是一個小型的實驗劇場。

在伊蓮的推薦下，我成了奧丁劇院導演尤金尼奧．巴爾巴（Eugenio Barba）的助理。巴爾巴希望演員們在表演的每一個細節中都能夠創造新意。有一次，巴爾巴和他的演員辛苦排練一小段場景——嘗試改變舞台佈置、呈現肢體語言，以及不同於尋常模式的聲音表達方式——這一場花了兩天時間完成並融入劇情的片段，最後只占了九十秒的時間。

巴爾巴曾在一間波蘭劇院擔任助理導演，受訓三年。那家劇院由傑爾齊．格羅托夫斯基（Jerzy Grotowski）指導，當時他以精彩絕倫的劇場表演聞名於世。格羅托夫斯基不僅是一位創新的劇院導演，也是處理心理、身體和情緒之間關係的理論家。格羅托夫斯基的演員需要探索角色生活中極端時刻的身體和情緒層面，他們會進入一個介於現實和幻想之間的世界，探索由創傷經歷引發、彷彿夢境般的狀態。

在擔任格羅托夫斯基的助理三年之後，巴爾巴又花了一年時間到印度學習古典卡塔卡利舞劇，這種舞劇使用特殊的表達形式，包括面具、服裝、化妝，並且經常使用啞劇的形式表演。為了達到這門藝術對身體動作和步伐所要求的高度靈活性和肌肉控制能力，卡塔卡利舞者需要接受嚴格訓練。為了應付這些挑戰並達到必要的靈活性，他們也要接受身體按摩的療程。

巴爾巴和奧丁劇院都受到這些經歷的影響。我在那裡所接受的表演訓練源自於格羅托夫斯基的工作，包括雜技、瑜伽和自由舞動的即興表演。我在巴爾巴的劇院待了整整一年，參與日常的聲音、動作和情感表達訓練。

在他的「原則聲明」中，格羅托夫斯基寫道：「重點是，演員不應該試圖獲得任何種類的公式或建立一個『技巧盒子』，這裡絕不是給演員蒐集各種表演方式的地方。」我在奧丁劇院接觸到的這種哲學，塑造了我在那之後做一切事情的方法，包括學習和探索身體治療。

舉例來說，在聲音訓練中，我們不會唱別人寫的有旋律和歌詞的歌曲、不會試圖模仿別人所做過的任何事，而是探索自己想像力所創造的聲音世界——那些聲音是從未聽任何人發出過的。這可能需要幾個小時、幾天，有時甚至長達一週或更久，才覺得我成功地發出了想像中的確切聲音——儘管沒有人可以判斷我是否發出「正確」的聲音。一旦我發出了那個聲音，我就不會重複它。我會繼續探索想像中出現的下一個聲音，並且努力將那個聲音表達出來。

相同的方法也呈現在我的身體治療方法中。我的啟蒙老師和導師亞蘭・吉欣（Alain Gehin），在顱薦椎療法（又稱為頭薦骨療法）、內臟按摩和整骨技法方面曾說過一句話，與我在奧丁劇院學到的非常相似：「你學習技法是為了理解原理。你理解原理之後，便能創造自己的技法。」他也不斷強調一個原則：「檢測，治療，然後再檢測。」

■太極：四兩撥千斤的療癒概念

身體治療自然而然地融入我教導演員的工作中。作為一名導師和導演，我驅策演員走出他們的舒適區，在動作和聲音表達上突破一般限制。舉例來說，我們會練習啞劇和雜技。在這個過程中，我找到一本關於指壓按摩的小書，並將它納入訓練，來幫助身體更加靈活。

當我在紐約探索實驗劇場的世界時，我也向楊志成學習太極，他是二十世紀的偉大太極宗師鄭曼青教授的學生兼翻譯人員。太極對於身體以自然方式運行的知識，是前所未有的。每天打太極是一門了解自我的功夫，類似於其他傳統中的深度冥想。

相較於風格比較「硬」的自我防衛功夫（例如跆拳道，其動作是直線性、迅速的，而且有明確的起始和結束），太極的動作是連續、旋轉和「軟」性的。以一門武術而言，太極的目標並不在於變得比對手強大和快速，而在於運用自己的身體覺察能力、彈性和動覺（Kinesthetic sense），找出對手緊繃的地方，然後「幫助」對手運用自己的力量來對抗他們自己。

太極的概念是利用「四兩撥千斤」的力量，這個概念已成為我從事身體治療的一部分。有些從事按摩和身體治療的人會用力推擠客戶的身體，想讓力道深入體內。相較之下，我嘗試找到精確的緊繃處和最佳角度，用推力增加緊繃，然後使用所需要的最小力道讓身體自行放鬆。我使用的推力往往不超過幾克。

■羅夫療法及其他發現

我在紐約待了五年之後回到丹麥，在國家劇院學校教授一年表演課程。身為一名外國人，沒有任何人脈就想在丹麥戲劇界闖出一片天地，比我想像的困難許多。因此我決定離開戲劇工作，改教授太極和提供身體療法課程來維持生計。

在丹麥，我不斷聽到有人討論羅夫療法——由伊達・羅夫（Ida Rolf）開創的一種徒手身體療法——當時它被認為是身體療法的黃金標準（羅夫療法是「結構整合」的一種形式，那是一種對結締組織按摩的通稱，目的在幫助客戶改善姿勢、呼吸和動作）。

這種從內在意念出發的治療方式，就跟我們在奧丁劇院的聲音訓練中所做的一樣，在和德國羅夫療法治療師齊格弗里德．利比希（Siegfried Libich）討論時，我提出這個想法。當他提到「懷著意念工作」是伊達．羅夫教學中的一個重要元素時，我決定和他進行一系列、共十次的羅夫療法課程。這些課程對我的影響深遠，因此我決定靠自己繼續學習這種方法。然後，我成為丹麥第一批的三位羅夫療法治療師之一，在這個領域裡工作至今已超過三十年。

在戲劇裡，演員通常會承受他們角色的身體緊繃，而在羅夫療法中，我們致力於將客戶從限制住他們的典型身體特性和習慣性情緒模式裡釋放出來，這些習慣限制了他們的動作，並導致疼痛和不適。我們的重點是平衡身體結締組織中的緊繃，而不只是「放鬆」肌肉，這是身體療法中的常見做法。結果是，他們能以新的方式活動，並擁有更大的情緒彈性。他們能夠從之前限制表達自由的陳腔濫調中解放出來，朝著更具創造性和真實性的自我去發展。

羅夫療法治療師不僅僅用雙手進行治療，他們還學會解讀身體。動作和姿勢分析是訓練中的重要部分，這是其他身體療法尚未開始教授的。羅夫療法治療師會問：「**身體的哪個部分失去平衡？動作中哪裡的順暢性被阻斷了？需要做什麼來讓它恢復原狀？**」

在我進行羅夫療法幾年之後，我開始聽到其他羅夫療法治療師談論身體療法的新領域：顱薦椎療法。我也開始學習，以及其他形式的整骨技法，包括內臟按摩和關節矯治。在接下來的二十五年裡，我持續向能找到的最好的老師學習，每年至少參加三十天的進階課程和訓練。

在丹麥四十四年多的光陰中，我逐漸發展出作為一名身體治療師的相關技能。目前我已經七十多歲了，我認為在丹麥從事身體治療的生活比在美國來得緩慢。因為在美國有更多賺錢的機會，也更具誘惑力，使得許多成功的治療師跨越自己的執業範疇，轉而投入到其他更有利可圖的事業中。同時，我相信在美國，哪種治療是「流行」的、哪種又是「過時」的看法，變化會比在丹麥來得快。

我很幸運能按照自己的節奏走自己的路。我的顱薦椎治療老師亞蘭・吉欣指出，成為一名熟練的身體治療師不僅僅是「知識上的了解」，更是要「學會如何用手去做事」。他聲稱，身體治療師開始達到法國人所說的「精通」（savoir faire）是在提供了一萬次治療之後。

儘管我有美國的根源，但我自認為是從學徒開始一路走來，終於成為一名老派的歐洲工匠。我有時間去學習、實踐和發展技能，有幸能夠用我的雙手不斷追求更高水準的精緻度、敏感度和創造力。

當我遇見史蒂芬・波吉斯時，上述的經歷就像在攪拌碗中的材料一樣，即將產生融合的激情；他對自律神經系統功能的新解讀讓我感到震撼，這一點我稍後會在本書中說明。

前言

重新認識自律神經系統

只有心準備好時，才有意想不到的發現。

——阿爾伯特・森特喬爾吉（Albert Szent-Györgyi），匈牙利出生的生物化學家（一八九三—一九八六），因為在一九三七年發現維他命C而獲得諾貝爾獎。

無論開車繞了多久，如果沒有正確的地圖，永遠到不了想去的地方。

——史丹利・羅森堡

我從事各種形式的身體導向療法已有三十多年，但最後我意識到，我在使用錯誤的地圖。當我了解到史蒂芬・波吉斯的多重迷走神經理論後，他的想法拓展了我對自律神經系統功能的理解，我立即擁有了一張更好的地圖。

自律神經系統是人體神經系統的重要組成部分，負責監測、調節內臟器官，包括心臟、肺臟、肝膽、腸胃、腎臟和性器官等的活動。一旦這些器官出現問題，都可能是自律神經系統功能失調所引起。

在多重迷走神經理論出現之前，人們普遍接受自律神經系統是在兩種狀態下運作：壓力和放鬆。壓力反應是一種生存機制，一旦生命感受到威脅時便會被啟動；它會動員身體準備戰鬥或逃跑。[1]因此，在壓力狀態下，我們的肌肉是緊繃的，這使我們能夠更快地移動和／或發揮更大的力量。而內臟器官會努力運作，以支持肌肉系統使出特別大的力量。

當贏得戰鬥並抵銷威脅時，或逃得夠遠而不再處於危險之中時，放鬆反應便會啟動。我們會保持在這種放鬆狀態下，直到下一個威脅出現。

在自律神經系統的舊觀點中，放鬆被當成「休息與消化」或「進食與繁殖」的特有狀態。這種狀態被歸因於迷走神經（也稱為第十對腦神經）的活動，它就像所有的腦神經，起源於大腦或腦幹。在這種舊的、普遍被接受的解釋中，我們的自律神經系統會在壓力和放鬆的狀態之間擺動。

然而，**當威脅或危險已經過去、我們卻仍然處於壓力狀態時，問題就出現了，這或許是因為工作或生活方式持續充滿壓力的緣故**。數十年以來，慢性壓力一直被認為是一種健康問題，因為許多人投入大量的科學研究，致力於了解慢性壓力的有害影響。

---

[1] 壓力還有另一個層面和醫學定義，指的是透過運動訓練和禁食等身體活動對我們的肌肉和器官施壓。據說適度的這種壓力對有機體有益。

治療和管理慢性壓力的企圖，促使醫療保健業者大規模地發起運動，他們大量撰寫（並持續撰寫）針對一般大眾的流行文章，發表在報紙、雜誌、書籍和部落格上。製藥業也開始提供大量抗壓力藥物，隨著這些藥物的使用量攀升，為企業帶來可觀的利潤。然而，儘管有這一切資源，許多人仍然覺得沒有得到足夠的幫助，他們仍然感到壓力重重。

許多人認為我們的社會壓力逐年遞增，大家也因此感到更加緊張。

也許問題在於我們一直使用錯誤的地圖，止步於對自律神經系統的舊有理解，才導致一直未能找到真正有效的壓力管理方法。

與幾乎所有在醫療界和替代療法領域工作的人一樣，從前我也認同自律神經系統運作方式的既有信念。在臨床工作中，我每天都在使用所學到的關於自律神經系統的舊有壓力／放鬆模式。治療有效，便證明我對自律神經系統的這種理解正確。

我喜歡將所學知識傳授給想要獲得我已成功使用的各種身體治療技能的學生。所以在我所有的身體治療課程中，教授自律神經系統功能的舊模式。隨著修我課程的學生愈來愈多，我在丹麥錫爾克堡創立一所學校——史丹利．羅森堡學院。一九九三年，我邀請幾位我訓練過的治療師來教授一些入門課程，這樣我就可以專注於教授更進階的課程。最後，其他老師也接手了更進階的課程。

我們學校的專業是顱薦椎療法，此療法起源於威廉．加納．蘇瑟蘭（William Garner

Sutherland，一八七三－一九五四）在工作中的發現，他是美國的整骨醫生，也是顱部領域整骨學（OCF）的創始人（在美國，整骨醫生持有執照，接受與醫生相同的基本訓練和享有相同的權利）。

在解剖室研究乾燥的顱骨時，蘇瑟蘭發現他可以將相鄰顱骨的鋸齒狀邊緣拼合在一起，但他注意到兩個相鄰的骨骼之間有細微移動的可能。當時的觀念認為，自然界中的任何事物都有其存在的道理。蘇瑟蘭推測，**骨骼的移動有助於腦脊液的流動**，於是他整合了一系列技法，開創出現今所謂的「**顱薦椎療法**」。

■ 顱骨移動對神經系統的影響

顱骨由一套具有彈性的薄膜系統連接在一起，這些薄膜允許骨骼之間有細微的移動。當蘇瑟蘭仔細觸摸病人的顱骨時，他能感覺到顱骨中的個別骨骼間有細微但可察覺到的移動。

蘇瑟蘭注意到許多患有源自神經系統問題的患者，其顱骨間的骨骼活動受到限制。透過緩解部分的緊繃性，他感覺到骨骼間的細微移動增加了。這種方法幫助許多患有無法藉著常規藥物或手術治療健康問題的患者得到改善。

儘管醫生傾向於開藥治療壓力和其他健康相關病症，**但顱薦椎療法是一種經證實能特別有**

效改善神經系統功能的徒手療法。它可以減少慢性壓力，緩解肌肉系統的緊繃，並使荷爾蒙（內分泌）系統的平衡達到更理想的狀態。

蘇瑟蘭開發的治療技法涉及三個領域：

1 減緩薄膜組織的緊繃性。

2 減緩顱骨之間的限制。

3 改善腦脊髓液的流動。

■消除腦體屏障限制的重要性

有一種包裹著大腦和脊髓、由上皮細胞組成的實體結構，即所謂的「血腦屏障」。大腦和脊髓的神經元沒有直接的血液循環，這些結構的組織被無色的腦脊髓液包圍，而這種液體在循環過程中為大腦和脊髓的細胞提供必要的養分，並且在返回血液之前帶走細胞的代謝廢物。

腦脊髓液在全身的血液中均有少量存在，但比其他血液成分更為精細，不含紅血球或白血球，雜質也比血液少得多。

在大腦中，腦脊髓液從血液中過濾出來，並在顱骨內圍繞著大腦和脊髓循環。循環經過大腦和脊髓之後，腦脊髓液返回頸靜脈，在那裡重新加入從身體其他部分返回心臟的血液，然後從心臟出來，經由肺和腎臟進行淨化。

人體有五對腦神經的功能是社交參與狀態所必需的，其中包括迷走神經腹側分支，而腦幹及其相關神經的血液供應對這五對腦神經的功能極為重要。

消除對血液供應的限制，是成功改善迷走神經腹側分支及其他四對對社交參與極為重要的腦神經功能的關鍵。最有效的幾種方法可以在顱薦椎整骨療法的領域中找到。

數十年來，顱薦椎教育一直是整骨醫師的專屬領域。傳統上，課程的參與資格被限制在有執照的整骨醫師及整骨醫學院的學生之間。然而，部分徒手療法最後也傳授給非整骨醫師及學生。由於其中許多技法非常有效，替代和輔助療法的從業人員對這些技法產生極大需求。美國整骨醫師約翰·阿普雷傑（John Upledger）首先打破傳統，開始向非整骨醫師教授顱薦椎技法。阿普雷傑的研究主要側重於緩解膜組織的緊繃性。他創立了阿普雷傑學院（Upledger Institute），一九八三年我在那裡學習人生第一堂顱薦椎療法課。如今，顱薦椎療法已在全球的替代療法從業人員中普及。

一九九五年，在我能成功應用阿普雷傑學院所學後，我繼續跟隨亞蘭·吉欣學習。他是一位專攻生物力學顱薦椎療法的法國整骨醫師。他把焦點放在緩解相鄰顱骨間結締組織中的緊繃性，使它們能夠更自由地移動。❷

幾年後，我參加了生物力學顱薦椎療法的入門課程，該療法著重於增加腦脊液的循環。這三種方法都有著相同的目標，即改善蘇瑟蘭所提倡的顱薦椎系統功能。

■我的臨床實務

臨床實務中，我比較喜歡使用生物力學顱薦椎療法，這讓我想起在羅夫療法中的工作。生物力學顱薦椎療法十分精確，它能幫助我找到顱骨關節中需要緩解的確切位置，並提供一百五十種以上的特定技法或技巧來緩解這些緊繃。這種強大的方法通常能夠在短時間內有效恢復腦神經的功能。

在我的診所中，除了使用顱薦椎療法為客戶治療外，還提供羅夫療法的個人療程，該療法可以平衡筋絡。我也提供內臟按摩療程，以改善消化和呼吸系統的功能。在運用這些不同療法的技法時，我觀察到客戶的神經系統在壓力和放鬆方面會隨著徒手治療的進行而發生變化。

我對患者的治療非常成功。隨著時間的推移，愈來愈多人想學習我的技法，史丹利・羅森堡學院逐漸擴大到雇用十二名兼職教師，課程以丹麥語為主。短短數年間，光是在丹麥就培育出數百名學生，而這些治療師又治療成千上萬名患者。於是我的名聲傳到了丹麥以外的地區，我也開始在其他幾個國家教授課程。

在我們的課程中，自律神經系統兩種狀態（壓力與放鬆）的概念扮演重要角色。我在教授顱薦椎療法、內臟按摩及結締組織放鬆的課程中都有講授。我甚至與美國神經學家羅納德·勞倫斯醫師（Ronald Lawrence, MD）合著《以整骨按摩舒緩疼痛》一書，探討以解讀自律神經系統為基礎的疼痛緩解和徒手療法。

二〇〇一年，當我在巴爾的摩首次聽到史蒂芬·波吉斯講述多重迷走神經理論時，我已經在身體導向療法領域順利工作將近三十五年。

不過，波吉斯的理論非常契合我的專業領域，並為我帶來自律神經系統的全新視野，進而提供了全新且更有效的方法來幫助我的患者。

波吉斯的多重迷走神經理論，在我對自律神經系統的理解上帶來革命性進展。**根據這個理論，要達到理想的社交參與狀態，必須有五對腦神經正常運作。它們分別是第五、第七、第九、第十及第十一對腦神經，皆源自於腦幹**。

在聽波吉斯演講之前，我曾跟隨派崔克·考克林教授（Patrick Coughlin）研習解剖學，他教我們了解十二對腦神經，包括迷走神經（第十對腦神經），以及如何測試它們的功能。我也

❷ 亞蘭·吉欣在技法方面的權威著作是《顱骨和面部矯治技法圖鑑》（西雅圖東方出版社〔Eastland Press〕，一九八五年）。在這本書中，吉欣教授了一百五十種以上的生物力學技法，並描述在嘗試改善個別腦神經功能時應選擇哪些技法。

從顱薦椎療法老師亞蘭・吉欣那裡學到能夠改善十二對腦神經功能的生物力學徒手調整技法。因此，我已經做足準備，去吸收多重迷走神經理論所提供的見解。我利用全新模式，成功應付許多疾病。

我相信本書中的資訊和練習對任何人都能有所助益，無論是初學者還是經驗豐富的顱薦椎療法治療師，都可以用來改善自己和患者的腦神經功能，並緩解許多不適症狀、病症和健康問題——尤其是那些難以診斷和治癒的問題。

■「社交參與」和「神經學」

脊神經源自於大腦，構成脊髓的一部分，從相鄰的椎骨之間離開脊髓，向外通往全身各處。脊神經是一種混合神經，在脊髓與相應的身體區域之間傳遞運動、感覺和自律神經信號。部分脊神經的纖維交織在一起，形成交感神經鏈，沿著脊柱從第一節胸椎延伸到第二節腰椎。在個體受到威脅進入「戰鬥或逃跑」反應時，這條神經鏈會支援內臟器官和肌肉的活動。

除了第一對（嗅神經）和第二對（視神經）腦神經之外，其餘腦神經都源自於腦幹，即大腦底部（見附錄第一頁的圖❶「大腦」和圖❷「腦神經」），然後通往顱內及身體其他部位的各種結構中。舉例來說，有些腦神經負責支配臉部表情肌肉，其他則連接到心臟、肺部、胃及其他消化器官。有些腦神經支配眼睛的運動肌肉，而有些則與鼻腔中的細胞相連，使我們具有嗅覺功能。

根據多重迷走神經理論，當一個人感到安全——沒有受到威脅或危險——且身體健康、功能運作良好時，他能夠享有支援自發性社交參與行為的生理狀態。從神經學的角度來看，社交參與以五對腦神經的活動為基礎：迷走神經腹側分支（第十對腦神經）以及第五、第七、第九和第十一對腦神經中的神經傳導路徑。

當這五條神經正常運作時，將使人們能夠進行社交參與、溝通，以及適當的自我安撫行為。進行社交參與時，人們可以體驗到愛與友情。而當團體中的個人成員能夠凝聚在一起並與他人合作時，就能增強每個人的生存機會。

社交參與帶來的其他內在價值包括：彼此聯繫、發展友誼、享受親密性愛關係；溝通、交談、互相關心，共同合作、養育家庭、講故事、運動，一起唱歌、跳舞，相互娛樂。我們喜歡坐在餐桌旁，與親朋好友分享一頓飯或一杯飲料。社交參與可能出現在父母哄孩子入睡時，彼此親近地躺著，讀書或講故事，直到孩子進入夢鄉，或者出現在戀人做愛之後緊緊相依的親密時刻，這些都是我們生而為人的重要經歷。

社交參與並不僅限於我們與他人的關係。我們愛我們的寵物，餵養牠們，也會帶狗狗散步。我們經常對寵物說話，而且確信牠們能理解，當牠們以富含愛意的表現回應時，我們會感到快樂。幾乎每個人都能認同這些活動、經歷和品質源於社交參與的狀態。然而，舊的自律神經系統模式並未描述或解釋這些活動和互動。

自律神經系統的社交參與迴路能促進與他人正面相處，不僅如此，與他人相處的正面經驗也能幫助我們調節自律神經系統。與其他參與社交的人在一起時，我們會感覺更好。相反地，若沒有足夠的正面社交參與時，我們很容易感到壓力、憂鬱、不合群，甚至反社會。

對顱神經多方面角色的新認識，特別是它們與社交參與狀態的關係，使我能夠穩定地幫助更多人解決更廣泛的健康問題。我所做的只是確定這五對腦神經是否運作良好，如果沒有，便採用一種技法來改善它們的功能。

這讓我在臨床實踐中獲得了很大的成功，並且順利治療原本難以鑲除的頑疾，例如偏頭痛、憂鬱症、纖維肌痛症、慢性阻塞性肺病、創傷後壓力症候群、頭部前傾錯姿、以及頸部和肩膀問題等等。

這本書是對多重迷走神經療法理論和實踐的入門指南。在描述基本的神經結構之後，我會列出由五對腦神經功能失調所引起的一些生理、心理和社會問題。

根據多重迷走神經理論，自律神經系統除了迷走神經腹側分支的功能之外，還有其他兩個功能：迷走神經背側分支的活動，以及脊髓鏈的交感神經活動。迷走神經的「多重」性質，讓這個理論有了現在的名稱。

迷走神經腹側分支和背側分支的功能差異，對於身體與行為健康及癒療具有深遠的影響。在本書中，我提出一種新的癒療方法，其中包括自我幫助的練習，以及簡單易學且容易使用的徒手治療技法。我希望這些知識能夠繼續傳播下去，使更多人能夠幫助自己及他人。

■ 恢復社交參與

我撰寫這本書的目的是為了讓更多人能夠受益於恢復迷走神經功能，即使他們之前沒接觸過顱薦椎或其他形式的徒手療法。讀者可以學到一套獨特、容易掌握和操作的自助練習和徒手調整技法，幫助改善自己和他人的這五對神經的功能。我運用了亞蘭．吉欣的治療原理來開發這些技法。

這些練習和技法可以恢復自律神經系統的靈活性，有助於消除因脊椎交感神經鏈過度刺激而引起的慢性壓力，以及由背側迷走神經迴路活動所引起的憂鬱行為和停滯狀態。這些練習是非侵入性的，且不涉及藥物或手術。練習改善腹側迷走神經功能，有助於調節與呼吸、消化、排泄和性功能有關的內臟器官。

我在課堂中有個受密切監測的小組，在將這些技法介紹給他們之前，我已經在診所中對一百多名患者測試過。

結論是，本書中的新方法和練習可以增進大多數人的健康以及他們的社交參與能力，而且其正面效果或許可以持續相當長的時間。

然而，生活充滿挑戰，沒有什麼是不變的。儘管我們的目標是使自律神經系統具備韌性，但社交參與並非永久的狀態，我們也無法總是阻止人們不遭遇威脅性的環境或危險的情況。

身體、神經系統和情緒的不斷適應，能幫助我們應對不斷變化的環境。如果受到威脅，或者身體、情緒處於危險中，我們的自律神經系統應該適時地透過脊椎交感神經鏈的短暫交感神經活動，或背側迷走神經活動做出生理反應。這些變化有助於我們生存。一旦實際的威脅或危險消失，最好的情況是我們能夠反彈回社交參與的狀態。

然而，沒有任何東西是永恆的，神經系統可能會從社交參與狀態中，再度陷入脊椎交感神經鏈或背側迷走神經迴路的活動狀態。

在這種情況下，重複練習這些動作應該能夠迅速恢復腹側迷走神經的功能，使人重新進入社交參與狀態。

這些正面效果是累積性的。每次啟動脊椎交感神經鏈或背側迷走神經分支後，直到能夠恢復到社交參與狀態時，我們的自律神經系統都會變得更有彈性。可以透過使用第二部分所描述的基本練習（見二八〇頁）來達到這個目標，那是一種非常簡單的自助技法。

我們的長期目標是鼓勵自律神經系統在壓力狀態（脊椎交感神經路徑啟動）或憂鬱狀態

（背側迷走神經迴路啟動）下，當環境好轉並且讓我們重新感受到生理和情緒上的安全時，能夠自然地恢復到社交參與狀態。

第二部分的技法和練習有助於改善頭部、頸部和肩部的活動，並糾正一些我們歸因於老化的姿勢和功能問題，例如頭部前傾、脊柱後凸、頸後腫包（flat lower back，又稱富貴包）、平背症候群（flat-back syndrome）、呼吸能力減弱等。每次使用本書中的技法時，你會注意到自己正在進步。

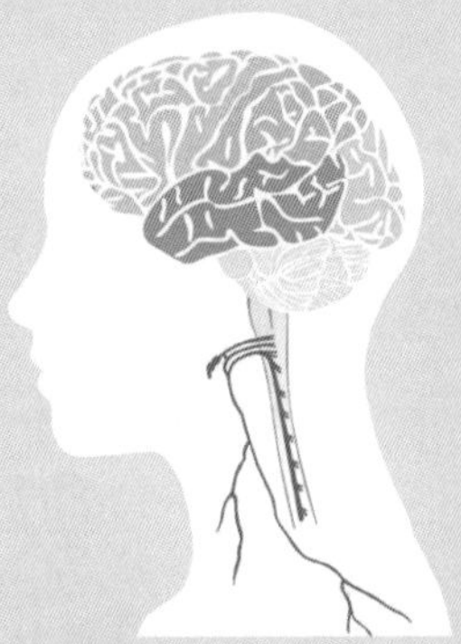

第一部

多重迷走神經理論
健康照護新解

你正在與九頭蛇搏鬥嗎？——難纏的腦神經功能失調

許多人都在與健康問題抗爭，不禁讓人聯想到希臘神話中，最強壯的男人海克力士與水妖九頭蛇之間的較量。海克力士是半神半人，他的父親是天空與雷霆之神——宙斯，統治著奧林匹斯山上的所有其他神祇。身為力量最大的英雄，海克力士被派去執行任務，要殺死一隻有許多頭的蛇形水妖——九頭蛇。

海克力士擁有雅典娜送給他的黃金劍。在希臘神話中，雅典娜是雅典城邦的守護神，是智慧、文明、正義之戰、力量、策略、女性藝術、工藝、正義和技法的女神，經常陪伴英雄參與戰鬥。

九頭蛇是連呼吸都有毒的危險對手。看似不死的九頭蛇，每次被海克力士用劍砍下的一個頭，傷處都會再長出兩個新的頭。海克力士意識到無法靠著逐一砍下九頭蛇的頭來擊敗這個怪物，便召喚他的侄子伊奧拉斯來幫忙。伊奧拉斯想出一個主意——用火炬燒灼每次斬首後的脖子殘端，讓同一個地方無法再長出兩個頭。

幸運的是，九頭蛇有一個弱點：其中一個頭是凡人之首。當海克力士找到九頭蛇的凡人之首並砍下它，九頭蛇終於死了。

傳說中的九頭蛇是一個比喻，代表治好一個症狀之後又有一個或好幾個其他症狀接連冒出來的挫敗感。就像九頭蛇的多頭一樣，許多人被多種健康問題困擾著，一次又一次地追蹤症狀，針對每種症狀服藥或手術治療可能會暫時緩解，但並不一定能鏟除問題的根源。

我們可能為了某個健康問題吃一種藥，為了另一個問題吃另一種藥，再吃第三種藥來對抗前兩種藥物的副作用。然而，這些藥物通常只能帶來暫時性的幫助（如果有的話），有時我們甚至必須終生服藥。

我們的社會主要依賴兩種傳統醫療方法：生化療法（藥物）和手術。在某些情況下，這些強大的工具非常有用，並且幫助了許多人，包括我自己。手術可以挽救生命，但即使是最好的手術也會留下疤痕組織，這可能會使運動受到限制，因為它使肌肉和結締組織的各層難以在相鄰的層面上自由滑動。

此外，許多症狀、病況和健康問題並未嚴重到致殘或威脅生命。然而，因為缺乏可行的替代方案，我們會嘗試用一般的醫療方法，即處方藥和／或手術進行治療。

不過，這些方法或許並非最好的解決方案，更多時候是無法達到預期效果，而且常常產生不良副作用。

就像對抗九頭蛇，壓制症狀往往只會導致更多症狀。為了達成持久的健康，我們可以藉由充分了解神經系統的運作方式，以全新的方式處理棘手的健康問題。簡單來說，如果迷走神經的腹側分支沒有正常運作，就讓它恢復正常運作就對了！由於自律神經系統調節著身體的重要功能，例如循環、呼吸、消化和生殖，如果迷走神經和其他腦神經運作不正常，就會產生一連串嚴重後果。

以下是自律神經系統常見問題的部分列表。這些症狀影響了許多人，你是否曾經經歷過其中任何一種症狀，或認識有此類症狀困擾的人呢？如果是的話，請繼續閱讀，因為調理腦神經可以帶來緩解。

九頭蛇症狀：與腦神經功能失調相關的常見問題

■慢性身體緊繃

- 肌肉緊繃／僵硬
- 無故出汗
- 頸部和肩部肌肉痠痛
- 用力後緊繃
- 偏頭痛
- 關節炎

- 背痛
- 咬緊牙齒
- 夜間磨牙
- 眼睛或臉部肌肉緊繃
- 神經緊張
- 眩暈
- 喉嚨梗塞感
- 手腳冰冷

■ 情緒問題

- 易怒
- 感覺「沮喪」
- 無助感
- 缺乏活力
- 容易哭泣
- 廣泛性焦慮
- 沉重感
- 長期憂鬱
- 恐懼感
- 做惡夢
- 坐立不安
- 睡眠困難
- 過度擔心
- 專注困難
- 健忘
- 挫折感
- 過度幻想和白日夢

■心肺問題

- 胸痛
- 呼吸急促
- 氣喘
- 心律不整
- 過度換氣
- 高血壓

■內臟器官功能障礙

- 消化不良
- 胃部問題
- 便秘
- 胃酸過多，潰瘍，胃灼熱
- 大腸刺激或炎症
- 食欲減退
- 腹瀉
- 過度飲食

■免疫系統問題

- 經常性感冒
- 過敏

- 小感染

■ **行為問題**

- 經常發生意外或受傷
- 過度使用藥物（無論是不是處方藥）
- 增加飲酒或吸菸
- 自閉症，注意力不足過動症，亞斯伯格症候群

■ **人際關係**

- 過度或不合理的猜忌
- 對性事失去興趣
- 難以達成共識

■ **心理問題**

- 過度擔心
- 記憶困難
- 專注困難
- 選擇障礙

■ 其他問題

- 嚴重經痛
- 皮膚問題

由於生活中所面臨的挑戰和壓力，我們時不時都會被其中一種或多種症狀所困擾。這份列表乍看似乎列出不相關的問題——我們可以將其中一部分歸類為「身體」問題，部分歸類為「心理」問題，另一些歸類為「情緒」問題，還有一些歸類為「行為」問題。

然而，在這種情況下，按症狀分類並沒有幫助，反而會讓我們忽視：其根本的生理原因基本上是一樣的。

通常人們會同時出現複數症狀，科學術語稱為「合併症」。這些症狀會不規則地消失和復發，如果症狀很少發生且不會對生活造成嚴重影響，那便算不上什麼大問題。然而，如果問題經常或長時間存在，則最好要處理。

與其將每個症狀都視為獨立問題，並針對每一個症狀服用藥物，不如找到它們之間的共通點。說不定能找到一種簡單且有效的治療方法，藉此減輕或解決這些看似各自獨立的問題——九頭蛇的致命之首。

這些問題之間的共通點可能相當簡單：**列表中的所有問題至少有部分是來自背側迷走神經**

活躍或脊椎交感神經系統的啟動，可以透過恢復腹側迷走神經及其他社交參與所需神經的正常功能解決。

當代醫學幾乎普遍忽視了腦神經在這些健康問題中所扮演的角色，大多數人對這些神經起源的腦幹及腦神經本身都知之甚少。

我相信，如果能讓支持社交參與的五對神經正常運作，那麼很有可能減輕或消除列表中的許多症狀。這種信念係根據我自己幾十年的臨床經驗，以及我在史丹利．羅森堡學院培訓數百名治療師的經驗證實。

第一章

了解你的自律神經系統

人類神經系統的主要功能是：確保身體生存。神經系統由大腦、腦幹、腦神經、脊髓、脊神經和腸神經組成。我們在本書中要關注的重點是自律神經系統，它由腦幹的部分結構、一些腦神經和一部分脊神經所組成。

認識十二對腦神經

向博學乃至於零基礎知識的廣大讀者介紹十二對腦神經的功能是一項挑戰。我要如何對第一次聽說這些神經的讀者介紹這個主題，同時也能幫助博學多聞的讀者以一種全新且有用的方式去了解腦神經的功能？

我會為剛接觸這個主題的讀者，簡單描述每一對腦神經的功能。如果你已經很熟悉腦神經，我希望能為你提供新的視角和相關功能的新資訊。

腦神經與脊神經不同。腦神經負責將腦幹與頭部的器官和肌肉相互連接，例如鼻子、眼睛、耳朵和舌頭。腦幹是大腦的延伸，位於大腦的下方，是脊髓的起點（見附錄第一頁的圖❶「大腦」、圖❷「腦神經」和圖❸「脊髓」）。其他腦神經則穿過顱骨的小開口到達喉嚨、面部、頸部、胸腔和腹腔。

十二對腦神經在左右兩側都各有通道。

其中一條腦神經在身體內「遊走」，從腦幹延伸至胸腔和腹腔，調節內臟器官。它支配著喉嚨的肌肉（咽喉和喉頭），以及呼吸系統（肺）、循環系統（心臟）、消化系統（胃、肝臟、胰臟、十二指腸、小腸和大腸的升結腸和橫結腸）和排泄系統（腎臟）的器官。這條神經由於相當長，而且有許多分支，因此被命名為「迷走神經」（vagus nerve），此名源自於拉丁文「vagus」，意指「漂泊者、流浪者」。

迷走神經有助於調節為維持生理平衡所需的各種身體功能；交感神經鏈則從脊神經延伸出來，支援壓力和動員狀態以求生存；另有好幾對腦神經支援非壓力狀態。腦神經的主要功能之一是促進休息與復原，它們還令視覺、嗅覺、味覺、聽覺以及臉部皮膚的觸覺發揮功能。在哺乳類動物中，部分腦神經需共同發揮作用，才能促進和推動社交行為。

每對腦神經都以羅馬數字來編號；例如，嗅神經（olfactory nerve）也被稱為 CN I，意指「第一對腦神經」。請注意，雖然這些神經是成對的，但在文字上通常使用單數形式，所以「CN I」實際上是指一對神經。

腦神經的編號是根據它們的位置設定，從大腦的兩側延伸出一個半圓形；一位早期的解剖學家給位於最上方的神經分配了編號 CN I，將半圓形中的下一個神經編為 CN II，依此類推。

■腦神經的各種功能

正如人體管道內的纖維常具有不同的功能，腦神經也可能具有多重功能。當我們首次觀察各個腦神經時，它們的功能似乎互不相關。例如，其中一種神經幫助我們吞咽，另一種則收縮肌肉使眼球向中線轉動，還有一種有助於調節血壓。

然而，雖然在解剖學的研究中通常不會特別指出，**但十二對腦神經其實有一個共同點：它們都參與尋找食物、咀嚼、吞咽、消化，以及將未消化的食物當作廢物排出體外的活動**。

腦神經控制口腔和胃中酵素與酸的分泌，指揮肝臟生產膽汁及膽囊儲存膽汁，操縱胰腺生產與儲存消化酵素，調節未消化食物從胃部一路到橫結腸的運動。腦神經也控制膽汁和胰酵素在適當的時間以適量方式釋放到十二指腸，幫助消化食物並分解其成分。在蛋白質、碳水化合物和脂肪被充分分解後，這些營養素可以透過小腸壁被吸收。我們將從每對腦神經如何參與消化過程開始討論個別的腦神經。接著，我們將探討與食物無關的腦神經額外功能，像是腎臟和膀胱的調節，心臟和呼吸，以及性功能和生殖。

如果你之前從未聽說過腦神經，不用擔心記不住哪些神經具有哪些功能；你隨時可以回到這裡，並使用第六十五頁的列表來強化記憶。對你來說，最有用的會是獲得各種神經調節功能的一般印象，包括社交參與的狀態。如果你之前已經學過十二對腦神經，接下來的內容將呈現一種略為不同的方法，有助於擴展你的理解。

嗅神經，又叫做第一對腦神經，賦予我們嗅覺的能力。從進化的角度看，第一對腦神經是最早發展的腦神經。嗅覺對人類及所有其他哺乳類動物都極其重要，它在找到食物然後判斷食物是否可食用方面，具有關鍵性作用。氣味能立即觸發吸引或排斥的反應——當我靠近食物時，我會流口水還是厭惡地轉頭？

我們對氣味的反應是猛烈的、原始的和本能的，因此各種氣味對情感的影響力極強。對嬰兒來說，辨識母親的氣味非常重要；性伴侶之間聞到對方的氣味，也能加強彼此的情感激發。

第一對腦神經的神經纖維起源於鼻內感覺組織，並直接通往前腦。第一對腦神經是唯一一對從感覺器官到大腦有直接傳導路徑、不經由中間突觸的腦神經（突觸是一種結構，其作用允許神經元或神經細胞將電信號或化學信號傳遞給另一個細胞，無論是神經細胞還是其他類型的細胞）。因此，嗅神經是唯一能將資訊（氣味）直接傳遞到大腦皮質、而不需透過中樞神經系統其他部分的腦神經。有趣的是，它在我們「古老大腦」的記憶形成中扮演著重要角色，這從生存的角度來看是合理的，也是為什麼氣味能構成最強烈的印象、且最能喚醒記憶的原因。

另一種腦神經使我們能夠看見，而視覺當然在尋找食物方面扮演著關鍵角色。視神經（第二對腦神經）也起源於前腦，它將來自視網膜上的桿狀細胞和錐狀細胞的信號傳遞到突觸，再經由突觸傳遞到位於大腦皮質後部（枕葉）的視覺中心。這些神經脈衝經大腦解讀後，就成了我們所看到的景象。

我們或許會在尋找食物時看到一些有趣的東西。我們能從以往的經驗中認出它嗎？它看起來像食物嗎？它看起來新鮮嗎？它是否沒有霉變和變色？如果看起來不錯，我們或許會決定靠近它，藉此聞到氣味，或許還會把它放到嘴裡嚐一嚐。

眼球往不同方向移動，可以擴展我們的視野，而控制眼球運動的小肌肉便是由另外三對腦神經控制：第三對腦神經（動眼神經）、第四對腦神經（滑車神經）和第六對腦神經（外旋神經）。這些神經使我們的眼睛能夠上、下、右、左地轉動。

如果用頸部肌肉轉動頭部，我們甚至可以進一步擴展視野。第十一對腦神經（副神經）控制斜方肌和胸鎖乳突肌。這些肌肉讓我們的頭部能夠往上、往下、往側面轉動。這使我們在尋找食物時能夠把食物拿近聞氣味，如果氣味不好，就會轉過頭去。

然而，僅憑視覺和嗅覺並不能完全確定某個東西是否能吃。我們還要採取下一步，把它放到嘴裡：它的味道對嗎？為了適當地品嚐，我們需要將食物與唾液混合。

唾液的分泌由控制唾腺的第五對腦神經（三叉神經）、第七對腦神經（顏面神經）和第九對腦神經（舌咽神經）調節。唾液不僅增強味覺能力，也透過分解澱粉和潤濕食物啟動消化過程，使食物更易吞嚥。

為了將食物與唾液混合，我們利用第五對腦神經（三叉神經）支配咀嚼肌，做出下巴開合的動作，並以側向移動磨碎食物。我們利用第十二對腦神經（舌下神經）移動舌頭，使食物在口中及牙齒表面上下轉動。我們使用第七對腦神經（顏面神經）放鬆和收緊臉頰肌肉，創造一個容納食物的囊袋，然後將其清空，把食物推回用來磨碎食物的牙齒表面上。我們還透過唇部肌肉幫助移動食物，這些肌肉也由第七對腦神經支配。

在實際品嚐食物方面，我們則利用舌頭上的味蕾，這些味蕾與三對腦神經的分支相連接：第七顏面神經、第九舌咽神經，和第十迷走神經。食物的味道正常嗎？還是有奇怪的味道暗示這一小塊食物可能會危害食用者？如果食物味道不佳，我們可以在吞嚥之前輕易吐出來，避免生病或中毒。

如果我們決定把食物吞下去，舌頭會把這些已咀嚼過且與唾液混合的食物翻轉到口腔後部的食道頂端。食道是一條肌肉管道，它利用節奏性的收縮（與腸道的運動方式相同）將食物從喉嚨運送到胃裡。我們用來吞嚥食物的肌肉有咽喉裡由第九對腦神經（舌咽神經）支配的肌肉，由第十二對腦神經（舌下神經）支配的舌肌，以及由第五對腦神經和第七對腦神經支配的其他肌肉。

食道的上三分之一由迷走神經腹側分支支配，而食道的其餘部分則由迷走神經背側分支支配。如果食物進入胃部後我們感覺不對勁，原始的（背側）迷走神經分支會給我們最後一次機會，在食物繼續前往小腸前將它嘔吐出來。

我們的嘔吐反射在食道的兩端都受到控制，上端由舌咽神經（第九對腦神經）控制，下端由迷走神經（第十腦神經）控制。由此可以輕易看出，吞嚥行為實際上是多麼複雜，需要好幾對腦神經功能協調！

腦神經也以其他方式協助尋找食物。許多動物利用其敏銳的聽覺來尋找可能的獵物。大多數解剖學資料認為，第八對腦神經❸（聽神經）是唯一促進聽覺的腦神經。然而，在哺乳類動物中，三叉神經（第五對腦神經）和顏面神經（第七對腦神經）透過調節中耳肌肉完成聆聽和理解人類語言的重要任務。

在這些神經的幫助下，調緊或放鬆耳膜的張力程度會改變穿過耳膜到內耳的特定聲音頻率的音量。當音量過大而使內耳的精細結構受到影響時，鐙骨肌會減弱振動（關於聽覺的更多資訊，請參見第七章）。

腦神經的主要功能		
第一對腦神經	嗅神經	嗅覺；幫助尋找食物
第二對腦神經	視神經	視覺；使人能夠看見
第三對腦神經	動眼神經	注視；控制部分眼球肌肉
第四對腦神經	滑車神經	注視；控制部分眼球肌肉
第五對腦神經	三叉神經	咀嚼和吞嚥 聽覺；鼓膜張肌
第六對腦神經	外旋神經	注視；控制部分眼球肌肉
第七對腦神經	顏面神經	咀嚼；部分臉部肌肉和唾液分泌 聽覺；鐙骨肌
第八對腦神經	聽神經	聽覺；將聲波轉化為神經脈衝
第九對腦神經	舌咽神經	吞嚥
第十對腦神經	新迷走神經	新的（腹側）迷走神經分支，支配和控制食道上三分之一及大部分咽喉肌肉，並調節心臟和支氣管。
	舊迷走神經	舊的（背側）迷走神經分支，支配食道下三分之二；調節胃功能、消化腺和肝臟和膽囊等器官，以及食物通過腸道的運動（降結腸除外）。
第十一對腦神經	副神經	支配用來轉動頭部並擴大視野的斜方肌和胸鎖乳突肌。
第十二對腦神經	舌下神經	移動舌頭

❸第八對腦神經是耳蝸前庭神經。顳骨的骨迷路中有兩個特殊的器官：「耳蝸」指的是第八對腦神經的聽覺部分，負責將聲音轉化為電信號傳送到大腦；「前庭」指的是第八對腦神經透過顳骨中的三個半規管中黏稠液體的運動來傳達訊息的部分。當我們改變頭部相對於重力的位置時，這些管道中的液體會移動，推動絨毛刺激神經，向我們提供關於頭部位置和移動的訊息。

除了攝食之外，腦神經也執行其他幾項功能。第五、第七、第九、第十和第十一對腦神經的內臟輸入（感覺）分支，會收集來自內臟的資訊：我們是否安全、受到威脅，或面臨致命的危險？身體是否感覺健康，或者有不平衡、疼痛、功能障礙或疾病？如果我們既安全又健康，這些神經便會促進社交參與的理想狀態。

腦神經功能障礙與社交參與

「正常」的人類行為能夠表達正面的社會價值，因此我們的行為應該有利於自己的生存和福祉，以及他人的福祉。

當處於社交參與狀態時，別人容易理解我們的行為，而我們的所做所為對他人來說也是有意義的。大多數時候，我們都處於社交參與狀態，但有時也可能暫時陷入脊椎交感神經鏈系統（戰鬥或逃跑）或背側迷走神經活動（退縮、停滯）的長期活躍狀態。如果自律神經系統具有彈性，我們就能迅速恢復到社交參與狀態。

不幸的是，有些人大部分時間並不處於社交參與的狀態；如果缺乏自發回到社交參與狀態所需的彈性，我們就會陷入交感神經鏈或背側迷走神經啟動的狀態。這種情況下，別人往往難以理解我們的價值觀、動機和行為。客觀來說，行為表現不合理，與自身最佳利益相違背，而且可能對自己和他人造成破壞性。如果不參與社交，這不僅使生活變得困難，也為周圍的人帶來困擾。

讓我們來看看社交參與所需的五對腦神經，以及當這些神經功能異常時可能出現的問題。這些症狀暗示個體沒有參與社交，有這些症狀的人也許能在接受神經治療受後好轉。

■控制臉部表情——第五和第七對腦神經

第五對腦神經（三叉神經）擁有幾項運動功能，包括控制咀嚼時移動下顎的咀嚼肌，也具有感覺功能，負責接收來自臉部皮膚感覺神經的脈衝。

第七對腦神經（顏面神經）也具有多項運動功能。它負責控制臉部個別肌肉的收縮與放鬆。臉部肌肉收縮模式的變化形成表情，這些表情能傳達不同的情緒，以及健康或疾病方面的內在狀態。在理想的情況下，表情的變化是自發的，能反映出情緒和思緒的連續變化。

你看過有人的表情看起來呆板缺乏生氣嗎？這通常是第七對腦神經功能失調的徵兆。通常我們可以自主地做出表情，如微笑或者睜大眼睛，但這些與自發性的表情並不相同。

從眼角到嘴角這一帶表情的細微變化（或缺乏變化），被他人無論有意或無意地察覺到，都可以透露我們是否處在社交參與狀態中。

除了這些獨立的功能之外，第五對腦神經和第七對腦神經還具有彼此相關的功能。**第七對腦神經支配臉部肌肉，而第五對腦神經則是臉部皮膚的感覺神經。當我們改變表情時，會有「感受到臉部的感覺」。這兩對神經在聆聽和理解說話內容方面都各有作用，使我們能夠參與對話，這對於促進社交參與也極為重要。**

鐙骨肌是人體最小的肌肉，由第七對腦神經支配。這塊肌肉主要功能是保護內耳不受大音量的影響，尤其是自己聲音的音量。獅子的吼叫可能震耳欲聾，足以使其他動物驚恐至極，甚至當場嚇呆。獅子在吼叫前的一瞬間便會繃緊鐙骨肌，以保護自己不受吼聲所影響。

藉由降低高於和低於人類女性聲音頻率的聲音音量，鐙骨肌使嬰兒能更清楚地聽到母親的聲音。如果你很容易被背景噪音打擾，你的鐙骨肌可能沒有發揮其降低低頻聲音音量的功能，這會讓你在嘈雜的房間裡難以聽清楚別人的話。

聽覺過敏症是另一種聽力問題，發生原因可能是鐙骨肌以及中耳的另一條肌肉——由第五對腦神經支配的鼓張肌（或稱耳膜肌）的功能失調。當這條肌肉收縮時，它會增加張力減少聲音傳遞。這在進食的時候，可以減少咀嚼時的噪音，是一項有用的功能（有關聽覺過敏症和鐙骨肌功能失調的更多資訊，請參見第七章）。

第五和第七對腦神經功能失調在成人中相當常見，往往是拔牙或矯正牙齒的不良副作用。

我從幾位接受過牙科治療的客戶中觀察到，他們的蝶骨翼突和硬顎中的腭骨（顏面小骨之一）之間似乎有「脫位」的情況。在接受生物力學顱薦椎療法訓練的過程中，我學會檢查硬顎的形狀以判斷腭骨是否有側向移位，並用技法將這塊骨頭移回正確位置。

第五和第七對腦神經的分支會在這個區域交會。蝶骨和腭骨之間的關節處即使是非常細微的面部骨骼錯位，也可能對這兩條神經造成壓力。

我有時會治療在拔牙後出現這兩條神經問題的客戶。當我詢問牙醫關於牙齒疼痛和這兩塊骨骼錯位的問題時，大多數人都能明白我的意思並回答道：他們非常小心，除非有感染的跡象，否則不會只因為疼痛就拔牙。

然而，我也遇過沒有學到，或者忘了這一點的牙醫師。有一位女士在拔牙後，又感到另一顆牙齒痛。於是牙醫堅持不懈地幫助這位女士擺脫煩惱——他直接拔除第二顆牙，但這並沒有減輕她的疼痛。

這位牙醫似乎不知道，這個關節中的神經可能因為這兩塊骨骼之間的錯位而受到壓迫造成疼痛。當這位女士來找我時，她嘴裡幾乎沒剩下多少牙齒了——但依然疼痛。

我的另一位客戶，則是在拔牙後開始夜間磨牙。許多牙醫並不明白，或是可能沒有解決這個問題的技法。

在我對所有客戶的初診中，我通常會問他們有沒有拔過牙齒，或佩戴過牙齒矯正器，因為這些情況都可能導致慢性脊椎交感神經刺激或慢性背側迷走神經活躍狀態。

蝶骨位於顱骨最中央，外層表面構成俗稱的太陽穴。如果太陽穴被打中，有可能被擊昏。許多拳擊手都知道這一點，並且以對手的太陽穴為目標。如果能擊中太陽穴，幾乎肯定會贏得勝利。棒球打擊手要戴保護帽也是因為帽子上的護耳翼能保護太陽穴不被球擊中而受傷。蝶骨最裡面有一個馬鞍狀的凹陷，腦垂體就位於其中。

當一條腦神經的分支受到直接的物理壓力時，該分支與其他分支的神經功能也可能因此失常。因此，蝶骨與腭骨之間的錯位可能導致顏面和中耳神經功能喪失，這足以阻斷整個社交參與神經系統。

第五對腦神經支配臉部皮膚，而第七對腦神經則支配臉部肌肉。為了矯正某些功能失調並給自己一個自然的「臉部拉提」，本書的第二部分納入一種同時刺激第五和第七腦對神經的技法（見三一〇頁）。在第一次練習時應該會注意到臉部的緊繃有改善，最好常練習，特別是因為處於背側迷走神經狀態或脊椎交感神經狀態而失去自然微笑時。

另外兩條由第五對腦神經支配的肌肉，是內側翼狀肌和外側翼狀肌（內翼肌和外翼肌），這兩條肌肉起源於蝶骨，幫助開合下顎。這塊骨骼若輕微錯位，可能導致不規則排列，例如上頜突出、下頜突出或交錯咬合。

■與社交參與息息相關的第九、第十和第十一對腦神經

第十對腦神經（迷走神經）的兩個分支之一起源於腦幹中稱為「疑核」的結構，第九和第十一對腦神經也是如此。

迷走神經背側分支起源於腦幹後部第四腦室的底部（腦室不是一個實體結構，而是腦葉之間充滿腦脊液的空間。這樣的腦室有四個，透過小通道相互連接）。

迷走神經的兩個分支，以及第九和第十一對腦神經和頸靜脈，都穿過顱底在顳骨和枕骨之間、稱為頸靜脈孔的小開口。

第九和第十一對腦神經的纖維，與第十對腦神經的纖維交織在一起。我的解剖學教授派特．考夫林（Pat Coughlin）在課堂上說，在現代解剖學的解釋中，愈來愈多的老師認為第九和第十對腦神經是同一對神經的兩個部分。就像這些神經的纖維交織一樣，在社交參與神經系統的組成部分上，它們的功能似乎是息息相關的。

在臨床上，為了使神經系統進入社交參與的狀態，我發現將第九、第十和第十一對腦神經當作一條神經來處理是最簡單的方法。當患者出現的症狀指出其中一條神經功能失調時，其他兩條幾乎也總是功能失調。在治療之後，假如患者在迷走神經（第十對腦神經）的功能測試中顯示出改善，通常與第九和第十一對腦神經功能失調相關的症狀也會消失。

■第九對腦神經的更多相關資訊

第九對腦神經稱為舌咽神經，這對神經擁有傳入（感覺）和傳出（運動）纖維。傳出分支支配著一條單獨的肌肉——參與吞咽過程的莖突咽肌。

第九對腦神經從扁桃體、咽喉、中耳以及舌頭的後三分之一接收感覺訊息。也是調節血壓機制的一部分：在頸部底部靠近頸動脈的頸動脈竇中有傳入分支，其感覺纖維能夠監測血壓，進而影響心臟和動脈肌肉細胞的張力。

這對神經也監測血液中的氧和二氧化碳濃度，以調節呼吸速率。同時負責刺激耳前的大型唾液腺及腮腺的分泌。

■第十對腦神經（迷走神經）

第十對腦神經是自律神經系統的重要組成部分。在史蒂芬·波吉斯提出多重迷走神經理論之前，迷走神經被假設為單一的神經傳導路徑。然而，我們現在知道迷走神經的兩個分支——腹側和背側——起源於不同的地方，而且功能截然不同，本書就是為了闡明這些差異及其影響而寫。

了解迷走神經的這兩條路徑，便能夠為許多健康狀況的治療提供更多選擇，稍後會討論到這些議題。

■ 橫膈膜下方（背側）迷走神經分支

迷走神經的背側分支具有運動纖維，它們支配呼吸橫膈膜下方的內臟器官：胃、肝、脾、腎、膽囊、尿囊、小腸、胰腺，以及結腸的上升段和橫行段。因此，這個分支有時被稱為「橫膈膜下方迷走神經分支」。然而，這段描述只是部分準確，因為有些源自腦幹背側運動核的纖維也會影響位於橫膈膜上方的心臟和肺。

同樣的，雖然腹側迷走神經主要為橫膈膜上方的器官提供運動路徑，但有些纖維也會影響橫膈膜下方的器官。**自律神經系統的三個部分——迷走神經的背側和腹側分支，以及脊椎交感神經鏈——這三條迴路以不同的方式影響心臟和肺，且都具備影響呼吸和血液循環的重要功能。**

附錄中收錄有兩張內臟器官圖（見附錄第二頁的圖❹「腹側迷走神經」和圖❺「背側迷走神經」）。其中一張顯示由腹側迷走神經支配的器官，另一張則顯示由背側迷走神經支配的器官。

■腹側迷走神經分支的其他功能——支援休息或平靜的活動

腹側迷走神經分支起源於腦幹，位於大腦下方的脊髓頂端（見附錄第一頁的圖❶「大腦」）。它刺激細支氣管的節律性收縮，有助於攝取氧氣，而控制背側迷走神經啟動的腦幹區域可能導致呼吸道的慢性收縮，使空氣難以通過（這是在休克或震驚狀態下所啟動機制的一部分。這種細支氣管收縮的情況也發生在慢性阻塞性肺病、慢性支氣管炎和氣喘中）。

當我們感到安全時，腹側迷走神經支援休息或平靜的活動，呼吸道呈現規律性開合，吸氣時適度開放，呼氣時適度閉合。

腹側迷走神經也支配喉嚨中的許多小肌肉，包括聲帶、喉、咽，以及咽後方的一些肌肉（顎帆提肌和懸雍垂肌）。

■第十一對腦神經——整個肌肉骨骼健康關鍵之一

第十一對腦神經又叫做「副神經」，是整個肌肉骨骼系統健康的關鍵之一。由於它支配能夠使頭部和頸部移動的斜方肌和胸鎖乳突肌，因此，這些肌肉任何一側的緊繃都會牽動到肩膀、脊椎，甚至使整個身體失去平衡。

斜方肌和胸鎖乳突肌都起源於頭蓋骨（斜方肌附著在顳骨的乳突突起處，胸鎖乳突肌則附著於枕骨上）。這兩種肌肉共同構成頸部、肩膀和上背部的外圈肌肉。

如果第十一對腦神經功能失常，會導致這些肌肉失去適當張力，造成急性或慢性的肩膀問題、頸部僵硬、偏頭痛以及頭部左右轉動困難（有關這些肌肉的更多資訊，請參見第五章。第二部也提到一種治療方法：透過減少這些肌肉的過度緊張來緩解偏頭痛，見三〇三頁）。

與其只是按摩長期緊繃或無力的斜方肌或胸鎖乳突肌，治療師更應該先透過基本練習（見第二部，二八〇頁）來改善第十一對腦神經的功能，待神經功能恢復後再來按摩這些肌肉。

治療腦神經——三種不侵入、不吃藥療法

我們用來治療腦神經的技法，與一般用來治療脊神經的方法有所不同。為了治療脊神經功能障礙，有些治療師會使用脊椎指壓術或類似的手法（快速、短促的推力）。物理治療師可能會伸展和強化頸部和背部的肌肉，以重新調整脊椎的位置，藉此減輕對脊神經的壓力。如果這些方法無效，我們有時會求助於骨科手術。

如果我們想要用手改善或恢復腦神經的功能，我們便需要採取不同的方法。一九二〇年時，一種針對腦神經功能障礙的治療方法出現，叫做「顱骨整骨療法」，又稱為「顱薦椎療法」或「顱骨領域整骨療法」（也有人稱「頭薦骨療法」）。

在美國，骨科醫生的培訓與醫學博士相同。他們與醫學博士一樣，具有進行外科手術、開處方和在精神病院工作的執照。骨科醫生和醫學博士之間的一個重要區別是，骨科醫生接受過額外的徒手治療技法訓練。

威廉・加納・蘇瑟蘭創立顱骨整骨療法。他的學生兼同事哈羅德・馬古恩（Harold Magoun，骨科醫生，一九二七—二〇一二）撰寫《顱骨領域整骨療法》，該書具有開創性意義，於一九五一年首次出版，選擇學習顱骨技法的骨科醫生至今仍在使用。

馬古恩的書中描述三種顱骨療法：

其一是生物力學技法：治療師托住兩塊相鄰的顱骨，以便在接合處（兩塊或更多顱骨交接處）進行調整。這可以減少腦神經在穿過顱骨各個開口處時受到的機械壓力。

要學會生物力學技法，必須對顱骨解剖學進行詳細研究，以及擁有大量徒手矯治經驗，才能體會這項工作並且有效運用這些技法。

法國骨科醫生亞蘭・吉欣進一步發展薩瑟蘭和馬古恩所描述的生物力學技法系統，並將其方法傳授給許多國家的學生。

另一種顱骨療法牽涉到伸展顱骨和脊椎內的軟組織膜。硬腦膜是一種結締組織管道，從顱骨延伸到尾椎，包含大腦、脊髓和腦脊液。大腦鐮和小腦天幕是將顱骨連接在一起的結締組織片，統稱為「硬腦膜」。

隨著年齡增長、疾病、某些抗生素的使用和身體創傷，所有的硬腦膜結構都會變得不太靈活。哈羅德．馬古恩在書中詳細介紹這些膜以及如何緩解其緊繃的方法。後來，骨科醫師約翰．阿普雷傑進一步發展這個方法，並由佛羅里達州的阿普雷傑學院傳授到世界各地。他的方法包括伸展硬腦膜並使之「放鬆」。

第三種方法叫做生物動力顱薦椎療法，其目標是讓大腦和脊髓周圍的腦脊液達到最大程度的流動，把營養帶到組織裡，並幫助清除代謝廢物。

生物動力技法利用顱骨和脊柱硬膜內所包含的腦脊液的流動速使身體緩解。治療師以極輕的力道托住客戶的頭部，並對顱骨的細微移動保持高度的警覺。❹

❹ 顱骨可以移動的觀點幾乎與所有解剖學和生理學的學說相違背。一般認為顱骨會在不同年齡融合，最後一塊會在三十八歲時快速地與顱骨的其他部分融合。然而，我在解剖實驗室中看過一套顱骨的分離骨片，那些骨片來自一位較年長的成年人，分離的方法是拿一個準備好的顱骨填滿米，然後將其浸入一桶水中。米會吸收水分並且膨脹，然後將顱骨骨片彼此推開。如果顱骨像許多解剖學課程中所教的那樣完全融合在一起，那麼在這個年齡的成年人身上就不可能發生這種骨片分離的情況。

脊神經

大多數人都聽說過由於脊神經功能障礙所引起的問題。許多人患有壓迫脊髓的椎間盤突出，或骨質增生（脊椎狹窄），這些都可能壓迫脊神經並引起疼痛、感覺喪失或功能喪失（例如控制膀胱）。脊神經功能障礙還可能導致局部癱瘓（無法使用特定的骨骼肌）。

有些人使用脊椎指壓或整骨療法緩解脊神經壓迫。脊椎指壓師通常使用高速、短促的技法重新調整導正脊椎骨，減輕神經壓力緩解疼痛。整骨師亦同，但通常採用更溫和的方法。

其他常見的「保守」脊椎治療方法，包括瑜伽和伸展運動，透過體操、重量訓練、物理治療加強背部肌肉，並透過按摩平衡背部肌肉的緊繃。如果這些方法無法保持脊椎健康，我們可能會感到無力、沮喪，並傾向選擇激進的治療方法，例如手術。

背部手術是一個蓬勃發展的行業。光是在美國，每年就有大約五十萬人因為下背部問題而接受手術。根據美國醫療研究與品質局（US Agency for Health care Research and Quality）的數據，光是在二〇〇八年，我們用於治療背痛的住院手術就超過三百零七億美元。不幸的是，手術並不一定能解決問題，**研究顯示，大多數背痛會隨著時間的推移而自行消失**。我所居住的丹麥小鎮上的醫院，已經停止使用手術治療背痛了。

數十年來，骨科醫生治療背部問題的方法是切除椎間盤突出部分、清除骨刺，甚至插入金屬板和螺釘強化相鄰的椎骨。儘管手術被廣泛使用，但這些手術的有效性並沒有科學證據支持。相反的，愈來愈多的研究指出，這類手術從長遠來看並不具效益。

脊神經的一個重要功能是：藉著收縮和放鬆各種肌肉，使我們能夠使用手臂、腿部和軀幹移動身體；同時也支配某些內臟器官。傳送到脊神經的訊息源於大腦，並經由脊髓傳遞。脊髓是一個管狀的神經束，穿過顱骨底部的一個大孔（稱為「枕骨大孔」）離開顱腔。

離開顱腔後，成對的脊神經從脊髓發出訊號，穿過相鄰的椎骨之間的空隙，藉以支配肌肉、關節、韌帶、肌腱、內臟器官和皮膚。人體有三十三對脊神經，每對脊神經分別通往身體左右兩側。

一條脊柱總共有三十三節椎骨：頸部有七節，胸部十二節，腰部五節，薦骨（骶骨）五節，尾骨四節。每對脊神經對應一節椎骨。脊神經包括運動神經和感覺神經，負責在大腦與身體其他部分之間傳遞信號。

有兩個重要的例外，是頸部和肩部的斜方肌和胸鎖乳突肌，這兩塊肌肉受到第十一對腦神經的支配。這些例外情況在本書其他地方會討論到，包括第五章。

通往任何特定肌肉的脊神經分支必然不止一條，確保其中一條脊神經受損時，肌肉仍然能夠利用其他神經的信號繼續運作（儘管效率較低）。

每條脊神經也影響好幾塊肌肉，這些肌肉通常構成一條運動鏈——例如，肩膀、上臂、前臂、手腕和手指的肌肉協同工作，來控制手臂或手的基本動作。

神經運動路徑會向肌肉發出收縮信號，脊神經感覺神經從身體收集各種資訊，然後回饋給大腦：它們傳遞痛覺、身體各部位之間的位置關係、運動、肌肉或筋膜的緊繃程度，以及臉部以外的全身觸覺（臉部由腦神經支配）。

脊神經和腦神經的分支，傳統上分為運動功能和感覺功能，但這是一種過於簡化的分類。如果更仔細觀察個別的「運動神經」，會發現其中一部分是運動纖維，但也包含把肌肉的緊繃狀態回報給大腦的感覺纖維。

由此可知，「運動神經」中的大多數纖維實際上是感覺纖維。

感覺和運動神經纖維的結合提供反饋迴路，利用運動纖維緊繃肌肉的同時，感覺纖維會將肌肉緊繃程度的變化訊息回傳給大腦，這使我們能夠調節肌肉的緊繃程度。

這種方法比肌肉只能完全緊繃或完全放鬆（若沒有感覺纖維的反饋，就會出現此情況）更加強大、更有效率。

在正常情況下，脊神經能促進輕鬆、協調良好、優雅的運動，讓肌肉以最少能量達成所需的動作。然而，如**果身體處於壓力之下，而且所有的肌肉都呈現沒必要的緊繃狀態，那麼身體往往會喪失這種自然的協調性，動作變得不協調、笨拙或無力。**

■交感神經鏈——戰鬥或逃跑反應

脊神經的分支通向特定的身體結構：皮膚（皮節）、肌肉（肌節）、內臟器官（內臟節）以及韌帶、筋膜和結締組織（筋膜節）。與其說單一的脊神經只支配一塊肌肉，不如說它們之間存在某些重疊，因此可能有數條脊神經分支支配著同一塊肌肉。這形成了備份系統，如果其中一部分神經受損，其他部分仍然能夠收縮同一塊肌肉，使它正常運作，儘管效率較低。

有些脊神經通向內臟器官，例如，來自第一和第四節胸椎的神經通向心臟，來自第五和第八節胸椎的神經通向肺，第九節胸椎的神經通向胃，第十節胸椎的神經通向腎臟。其他神經則支配包括膀胱、生殖器官和腸道等結構。

在離開脊髓後，胸椎和上腰椎的某些脊神經纖維（第一胸椎到第二腰椎）向外側延伸。其中有部分留在同一區域，其他的則與上下椎骨的纖維結合，形成交感神經鏈的一部分。交感神經鏈沿著脊柱從第一胸椎延伸到第二腰椎，並與其脊神經相連。大多數的交感神經是伸向內臟器官和頭部的，伴隨著動脈一起到達目的地。

當面臨生存威脅時，整條交感神經鏈的活動都會急遽增加，發散出戰鬥或逃跑反應，以動員全身的資源。這種立即且全面的反應，足以適當應對威脅與危險。肌肉緊繃，為戰鬥或逃跑所需的動作做好準備，在舉重圈叫做「振奮起來」（pumped up）。

由這些交感神經纖維支配的器官，有些會提升其活動程度支持完全動員。例如，心臟跳動加速，以供應更多血液到肌肉系統。血壓升高，以便將更多血液泵入緊繃的肌肉。肝臟將儲存的糖分釋放到血液裡，為肌肉提供額外能量。

交感神經鏈的生存壓力反應會使呼吸道的肌肉擴張到最大限度，加強呼吸能力，攝入最大的氧氣量，以便戰鬥或逃跑。同時，其他器官（主要是涉及消化的器官）會減慢或停止運作。食慾減退，食物在腸道中的運動減緩或停止，人可能會有「蝴蝶在胃裡上下翻飛」的感覺。在面臨威脅或挑戰的情況下，由交感神經反應引起的壓力狀態會影響整個身體，並且可能同時牽涉到所有部位的肌肉。

脊椎交感神經鏈在「戰鬥或逃跑」反應中被啟動，是自律神經系統三種可能狀態之一，這部分在後面會有更詳細的討論。

腸神經系統

腸神經系統是一個連接內臟器官的神經網絡，我們對這些神經所知甚少。由於它們彼此之間相互交織，也與內臟器官以及內臟之間的結締組織交織在一起，解剖學家至今無法完全追蹤腸神經的路徑。因此，我們在大多數的解剖學書中很少見到關於它們的詳細描述。

此外，我們對腸神經的運作幾乎一無所知。頂多只能猜測腸神經以某種方式幫助不同的內臟器官彼此溝通，以協調極其複雜的消化過程。

腸神經系統有時甚至被稱為「第二個大腦」，擁有一種自身尚未意識到的智慧。既無法自覺地去了解消化過程中的情況，也無法自主調節。

第二章

多重迷走神經理論

能否觀察到某個事物，取決於你所使用的理論。理論決定人能夠觀察到什麼。

——亞伯特・愛因斯坦

自律神經系統的三個迴路

傳統上，自律神經系統因其調節各種內臟的「自動」功能而被認識，如消化、呼吸、性慾、生殖等。舊的壓力或放鬆模式所根據的只有兩個迴路——交感神經和副交感神經。

在舊模式中，交感神經系統被認為在面對威脅和危險的壓力反應中是活躍的。相較之下，副交感神經系統則表現在放鬆反應裡，並與迷走神經的功能有關。這種舊的、幾乎普遍被接受的自律神經系統模式理論，建立在只有一條迷走神經的假設上，直接排除有兩條完全不同、都被稱為「迷走神經」的神經傳導路徑事實。

多重迷走神經理論起源於發現迷走神經有兩個獨立分支——兩條源自不同位置的獨特迷走神經。若自律神經系統由三個神經迴路組成，就能更準確地呈現自律神經系統的運作：**迷走神經腹側分支（放鬆和社交參與的正面狀態）**、**脊椎交感神經鏈（戰鬥或逃跑）**以及**迷走神經背側分支（遲緩、停滯和抑鬱行為）**。**這三種迴路調節身體功能，幫助維持體內平衡**。

多重迷走神經理論讓我們能從另一個角度理解自律神經。**自律神經不僅調節內臟功能，這三個迴路也與情緒狀態有關，進而驅動我們的行為**。

有按摩經驗的人知道，每個人的身體狀態都有所不同，有些人的身體可能過於緊繃，有些人則過於鬆弛，也有些人的感覺「剛剛好」。通常，當治療師在接受按摩技法的訓練時，會學習如何緩解肌肉緊繃。然而，這種方法對於缺乏足夠緊繃度的身體來說並沒有用。

金髮女孩與自律神經系統的三種狀態

除了理論說明，我們也可以從童話故事《金髮女孩與三隻熊》裡找到對於自律神經系統三種狀態的貼切比喻。

有位金髮女孩獨自在森林裡遊蕩，最後她來到三隻熊的小木屋。她敲了敲門，但沒有人回應，由於又累又餓，於是她決定進去屋裡等主人回來。

金髮女孩注意到桌上有三碗粥。她嘗了一下，覺得第一碗太燙，第二碗太涼，而第三碗剛剛好。

吃了第三碗粥之後，她看到三張床，於是決定小睡一會兒。第一張床太硬，第二張太軟，但第三張剛剛好，所以她躺在那張床上，心滿意足地睡著了。

我們可以這樣比喻三種自律神經狀態下的肌肉緊實度：太硬或太燙（脊椎交感神經活動的戰鬥或逃跑狀態），太軟或太冷（背側迷走神經活動的關閉狀態），以及剛剛好（社交參與狀態——根據迷走神經腹側分支及與社交參與相關的其他四對腦神經活動）。

由脊椎交感神經鏈所支援的活動，讓我們能夠在遭遇威脅時戰鬥，或為了避免威脅而逃跑。這是因為結實、緊繃的肌肉能夠更迅速地移動整個身體。此外，讓血液流入緊繃且結實的肌肉，也需要較高的血壓。

當背側迷走神經迴路被啟動時，會出現低肌肉張力的情況，這意味著此時不需要緊繃肌肉來戰鬥或逃跑（或者在某些極端危險的情況下，身體的生存反應是停滯）。低血壓足以將血液輸送到鬆弛無力的肌肉，在極端情況下，這種低血壓可能會導致人們失去意識和暈倒，在醫學上之稱為「昏厥」（syncope）。

正常的血壓適合既不緊繃也不鬆弛的肌肉——這種肌肉的感覺恰到好處。在社交參與的狀態下，環境或身體通常沒有威脅或危險，神經系統會把這個情況傳達出來，所以我們不需要做任何事，可以真正放鬆並享受與他人相處的時光。

根據多重迷走神經理論，當一個人處於社交參與狀態時，可以在沒有恐懼、憤怒或抑鬱的情況下靜止不動。亦即當血壓、血糖和體溫一切正常時，我們可以靜止不動，但仍然保持清醒和警覺。

握手能夠很適切地顯示出一個人自律神經系統的狀態。過於緊繃的身體通常是由於脊椎交感神經鏈長期處於活躍狀態，全身肌肉隨時準備戰鬥或逃跑。這種人的特徵是握手時力道過大，用力過猛。而缺乏肌肉張力的人則相反，這往往是背側迷走神經迴路過度活躍的跡象。這種人通常握手時無力，手掌潮濕，甚至冰冷。

如果握手的力道恰到好處，表示迷走神經腹側分支占主導地位。某些肌肉可能有些緊繃，但這些緊繃的肌肉會很快放鬆，按摩治療師會注意到身體反饋的舒適感。

肌肉張力只是監測身體神經系統狀態的諸多方法之一。

■生理平衡與自律神經系統

神經迴路控制著調節內臟器官功能的神經，可以比喻成同時連接到暖氣和冷氣的恆溫器。當恆溫器檢測到空氣過冷時，會打開暖氣；反之亦然。同樣的，哺乳類動物需要在上下限之間維持體溫，它們的感覺神經會向「恆溫器」提供體溫反饋。

行為模式和生理功能都有助於調節體溫。舉例來說，如果我們覺得冷，可以利用運動肌肉產生熱能，或者穿上更多衣服保溫並減少體溫流失，皮膚血管的收縮也能節約溫度。當我們覺得很冷時，身體會不由自主地顫抖，藉著肌肉活動產生熱能。

在覺得溫暖時，會躺下或靜靜坐著以減少肌肉活動，避免變得過熱。此時血管會擴張，讓更多熱量到達皮膚表面並散發出去。這時我們會脫掉幾件衣服，並開始出汗；當汗水蒸發時，便有助於身體降溫。

當人們生氣時，我們會形容對方「火大暴怒」，勸他們要「冷靜」；當人們不喜歡某件事情的時候可能會退縮，我們會說他們對此事「冷漠」，然後試圖讓他們對這個想法「充滿熱忱」。冷和熱往往被當成情緒狀態的反映。

自律神經系統的三個部分需要共同協調控制器官的活動，維持生理平衡，並幫助我們適應環境和調節體內狀況。

多重迷走神經理論的模式也可以應用在許多生理領域的問題和診斷上，例如消化或生殖系統，這些問題通常被認為是無法控制或影響的身體問題。

舉例來說，愈來愈多的科學研究使用「心率變異性」測量腹側迷走神經活動；所謂「心率變異性」即是把心率中的一種自發性節律（呼吸性竇性心律不整）量化。這些研究發現，腹側迷走神經的低活動程度與許多健康問題有關，像是肥胖、高血壓、心律波動等。也有人推斷，「心率變異性」是一項有潛在用處的指標，有助於預測癌症的發生、癌症轉移或癌症患者的可能死亡率（更多關於「心率變異性」的資訊，請參見第四章）。

自律神經系統的五種狀態

■ 生物行為：行為與生物過程的互動

舊的自律神經系統模式僅專注於其對內臟器官功能的調節，新的自律神經系統模式則納入了以上所述的三個不同神經傳導路徑，並將這三個神經迴路中的每一個與一種情緒狀態聯繫起來，而這些情緒狀態驅動行為動作。除了這三種狀態之外，還有兩種混合狀態，每一種混合狀態結合兩個單獨的迴路，因此我們的自律神經系統共有五種可能的狀態。

其中一種混合狀態支持**親密的感受**：背側迷走神經的活躍會減緩身體活動，同時腹側迷走神經讓我們與他人相處時有安全感。在後續章節會詳細討論。

第二種混合狀態表現在**友善的競爭**中。我們可能會在體育或遊戲競賽中用盡全力贏得勝利，但這是在所有對手事先同意的安全規範和競賽規則下進行的。

因此，在這種混合狀態中，脊椎交感神經鏈啟動的戰鬥或逃跑反應，會與腹側迷走神經分支活躍所帶來的安全感結合。

■自律神經中的三條神經路徑

自律神經系統的第一條神經路徑是社交參與神經系統，牽涉到迷走神經腹側分支（第十對腦神經）和其他四對（第五、第七、第九和第十一對）腦神經的活動。這條迴路的活動具有鎮靜、舒緩的效果，並且能促進休息和恢復。

迷走神經腹側分支與喜悅、滿足和愛等正面情緒有關。在行為方面，表現在與朋友和親人的積極社交活動中。社交參與狀態支持我們進行與他人互相支持和分享的社交行為。與他人合作通常會提高我們的生存機會——一起聊天、唱歌、跳舞、用餐、合作完成一個方案、教導和撫育孩子等等。

自律神經系統的第二條神經路徑是脊椎交感神經鏈，當生存受到威脅時，這條傳導路徑會被啟動。透過這個反應「動員」身體，進入「主動策略狀態」（mobilization），就能付出額外的精力幫助我們應付威脅。當我們不安全或感到不安全時，就會出現「基於恐懼的動員」狀態。**脊椎交感神經鏈與憤怒或恐懼有關，這些情緒可能表現在為了克服威脅而戰鬥、或逃跑以避免威脅的行為上。**

第三條神經路徑是迷走神經背側分支。當面對難以抵抗的力量和即將發生的毀滅時，這條路徑會被啟動。當戰鬥或逃跑都無濟於事時，我們會省下現有的資源——產生「失動」反應，也就是進入「被動策略狀態」（Immobilization）。這條路徑會引發無助、絕望和冷漠，表現出退縮和停滯狀態，可說是「基於恐懼的失動」。

當人類或其他哺乳類動物面臨無法避免的致命危險、死亡或毀滅時，迷走神經背側分支就會啟動。**迷走神經背側活動突然或極度激增，會引發休克或停滯狀態。這種反應會導致肌肉系統失去張力，血壓下降。我們可能會暈倒或休克（昏厥）**。

野生動物紀錄片在非洲平原上拍攝到以下的畫面：

一頭獅子追逐一隻小羚羊，順利捕獲後，獅子用強壯的下顎叼走獵物。而小羚羊處於脊椎交感神經鏈活動的狀態。現在，小羚羊面對即將發生的死亡，牠進入休克和停滯狀態：身體癱軟地暈倒。

獅子不是食腐動物，當獅子準備搖晃小羚羊、試圖折斷牠的脖子或將牙齒咬進肉裡時，小羚羊癱軟的肌肉無法做出應有的反抗。也許羚羊的停滯反應足以抑制獅子的殺戮本能，獅子鬆開下顎，小羚羊掉在地上，然後獅子轉身離開。

獅子離開後幾秒鐘，小羚羊站起來，抖了抖身體，回到母親身邊繼續吃草，彷彿什麼都沒發生過。失動反應拯救了小羚羊的性命，牠已經準備好面對下一次的生存挑戰。這也說明在極度危險的情況下，迷走神經背側分支的失動反應具有適應生存的價值。

另一個迷走神經背側分支如何促進成功防禦的例子：當豪豬面對掠食者的威脅時，牠會縮成一團，向外豎起鋒利的刺，使掠食者無法咬到牠。

■ 兩條混合迴路

除了這三條迴路之外，還有兩種由三條神經迴路中的兩條組合而成的混合狀態。

第四種狀態是支持友善競爭的混合狀態，即「**不帶恐懼的動員**」，適用於參加競技運動時。這種狀態結合兩條神經迴路的效果：脊椎交感神經鏈的啟動讓我們能動員自己，以達到最佳表現；啟動社交參與迴路保持友善氣氛，使我們能在規定的範圍內安全地比賽，避免互相傷害。在運動中，我們可以用盡全力取得勝利。雙方隊伍都同意遵守規則並保持在界限內，確保安全無虞，畢竟這只是一場比賽。

還有許多其他「不帶恐懼的動員」的例子。同窩的小狗會連續好幾個小時互相低吼和咬來咬去，看似打鬥，實則玩耍。在日本，情侶有時會進行一場儀式性的「戰鬥」。他們在枕頭內塞滿羽毛，並在一側開口。打了幾下之後，羽毛從枕頭套裡飛出，直到整個房間都充滿了羽毛與笑聲，這是一場讓人非常開心的「打鬥」。

第五種狀態也是由兩條神經迴路組合起來的。當迷走神經背側分支的活動與迷走神經腹側分支的活動結合時，能支援親密感和親密行為。我們可以將這種狀態稱為「**非基於恐懼的失動**」，特徵是平靜和信任的感覺，使我們能夠靜靜地躺著，與所愛的人依偎在一起。

調節身體與情緒健康的迷走神經

身體健康和情緒健康息息相關，比如頭痛時，很難感到快樂、愉悅，也難以和他人建立聯繫。另一方面，當睡了一個好覺、做了一些運動和吃了一頓佳餚時，我們會感到精力充沛，自然而然地想要進行社交。這是眾所周知的關聯。

然而，很多人不知道有條稱為「迷走神經」的神經，有助於調節對健康和情緒健康極為重要的大多數身體功能。這條神經必須正常運作，才能保持良好的健康和情緒，並與家人、朋友和其他人積極互動。

■認識迷走神經的歷史源流

神經系統的解剖學說明神經在身體中與肌肉、骨骼、皮膚、內臟等位置關係。神經系統的生理學則描述這些神經的功能——如何監測身體不同部位的情況，如何收集和整合這些資訊，以及如何發送信號控制各種身體功能。

對神經系統解剖學和生理學的深入研究，是一項重大的工作。解剖學和生理學共同構成醫學院課程前半部的知識基礎。在過去的一個世紀裡，這兩門學科的研究也成為西方世界裡幾乎所有其他醫療專業教育的一部分。

迷走神經的首次記載來自古希臘醫生克勞狄斯．蓋倫（Claudius Galen，西元一三〇年至二〇〇年）。蓋倫生活在羅馬帝國時期，從他所治療的角鬥士、以及他所解剖的巴巴里猿猴和豬身上研究迷走神經，藉此更深入了解身體。蓋倫注意到，當某些角鬥士的迷走神經被切斷時，會出現一些功能障礙。

關於迷走神經的著作只是蓋倫遺產的一部分，事實上，所有古希臘遺留下來的文獻中，有一半來自蓋倫。他的大量著作廣為流傳並受到重視，並成為歐洲醫學的基礎，時間超過一千五百年。迷走神經自蓋倫以來，就被納入所有醫學教科書以及許多心理學家的論文和書籍中。

幾個世紀以來，醫生和其他醫療專業人員在蓋倫觀察的基礎上不斷精進，他們漸漸認為，自律神經系統是由兩個部分組成，即交感神經系統和副交感神經系統，兩者都能支配內臟器官。根據這項說法，**交感神經系統在壓力狀態下被啟動，有助於動員身體進行戰鬥或逃跑，或者在需要時僵住不動。副交感神經系統主要由迷走神經組成，促進放鬆、休息和恢復**。

幾乎被普遍接受的觀點是，交感神經系統和副交感神經系統構成了一個平衡體系，隨著人們在壓力和放鬆狀態之間來回變化，調節它們各自的活動。舊有的自律神經系統概念可以比喻成蹺蹺板上的兩個孩子：當一個孩子下去時，另一邊的孩子就會上升，反之亦然。

在過去的一個世紀左右，慢性壓力被認定為與心臟病、氣喘、糖尿病和其他多種疾病有關的健康問題。因此，正常運作的迷走神經所帶來的放鬆被認為對健康極為重要。迷走神經被認為確保了負責循環（心臟和脾臟）、呼吸（細支氣管和肺）、消化（胃、胰腺、肝臟、膽囊和小腸）和排泄（升結腸和橫結腸，以及腎臟和輸尿管）等內臟器官的正常功能。

除了迷走神經之外，「放鬆狀態」的定義通常還包括通往降結腸、直腸、膀胱和輸尿管下部的薦椎副交感神經路徑的活動。其中一些路徑也支配生殖器，促進各種性反應。「副交感神經」的一部分包括從脊椎底部的薦骨伸出的薦神經。這些與迷走神經一起統稱為「休息與消化」或「進食與繁殖」系統。

一九九四年，史蒂芬．波吉斯憑著對迷走神經功能的新理解，在心理生理研究學會的演講中介紹了他的「多重迷走神經理論」。一年後，他在《心理生理學》期刊上發表文章，詳細闡述了這些想法，題目是「在防禦性的世界中定向：哺乳類動物在進化遺產中的修正——多重迷走神經理論」。

波吉斯提出了一個完全不同的自律神經系統模式。儘管對壓力的概念與舊模式相似，但他把焦點放在自律神經系統的三個部分：迷走神經腹側支、交感神經系統和迷走神經背側支。

迷走神經的兩個分支——腹側與背側

迷走神經（第十對腦神經）的背側和腹側分支起源於大腦和腦幹的不同位置，經過身體的路徑不同，其發揮的功能也不同。實際上，這兩者在解剖學或功能上沒有直接關係，它們是獨立且截然不同的個體。

在多重迷走神經理論出現之前，我們並未適當地區分迷走神經的這兩個分支。腹側分支與背側分支通常被統稱為「迷走神經」或「第十對腦神經」。這在我們試圖理解自律神經系統功能的過程中，造成了長期混淆。

多重迷走神經理論使我們能夠認識到迷走神經兩個分支之間的差異。

腹側和背側分支起源於不同的位置；「腹側」一詞指的是迷走神經腹側分支的位置，起源於腦幹腹側的疑核。「背側」一詞的意思是「朝向背部」；如前所述，背側迷走神經源自於第四腦室底部。

迷走神經的這兩個分支造成相當不同的生理狀態，對個別內臟器官的影響不同，支援不同的情緒反應、促進不同的行為。迷走神經腹側分支與其他四對腦神經（第五、第七、第九和第十一）一起發揮作用，這些腦神經同樣起源於腦幹。腹側迷走神經是有髓鞘的，它由許旺氏細胞（結締組織細胞）包裹著，比無髓鞘的神經能更快地傳遞訊息。迷走神經背側分支是兩者中較為原始的，沒有髓鞘。

交感神經系統能夠將身體動員到最大程度以促進「戰鬥或逃跑」，迷走神經的兩個分支則都能導致失動狀態。

然而，腹側迷走神經和背側迷走神經，係根據兩種截然不同的生理活動而產生兩種截然不同的失動狀態；它們與兩種不同類型的行為有關，引發兩種不同的情緒反應，並且對內臟器官產生不同的影響。

■腹側迷走神經迴路如何影響活動

當迷走神經腹側分支及其相關的四對腦神經正常運作時，人類和其他哺乳類動物能擁有理想的社交參與狀態。**為了能夠進行社交參與，我們需要有安全感，無需透過戰鬥或逃跑來克服或避免任何外在威脅，同時也需要保持身體健康。**當處於社交參與狀態時，我們不需要做任何事或改變任何事；可以在沒有恐懼的情況下保持不動（放鬆）。維持充滿活力的狀態，而不會崩潰或過度激動。

迷走神經腹側分支與其他四對相關的腦神經共同促進休息和恢復，確保生理前提條件得到滿足，以呈現最佳的身體和情緒健康、友誼、合作、互助、親子關係以及愛情關係。當我們處於社交參與狀態時，可以變得有創意、積極、具生產力和感到快樂。

有時腹側迷走神經被稱為「新迷走神經」，因為它在種系發展史中比背側迷走神經出現得更晚。從進化角度來看，腹側分支是比較新的；它只存在於哺乳類動物中，其他類別的脊椎動物則沒有，不過鳥類可能有相當於腹側迷走神經路徑的結構。根據史蒂芬·波吉斯的說法，迷走神經的兩個分支出現於脊椎動物進化發展的不同階段中。

當我們（或其他哺乳類動物）在環境中感到安全——沒有威脅、危險和不必要的擔憂，而且身體健康時，我們通常會表現出社交參與的行為。

當我們受到威脅或身陷險境時，自律神經系統會關閉迷走神經腹側分支的活動，回歸到更早期、更原始的進化反應，即脊髓交感神經活動（逃跑／戰鬥）或抑鬱行為（退縮）。

如果神經系統運作良好並且處於社交參與狀態，人們會自然地以開放、信任和正面的期望來面對新的情況。當人們感覺安全時，會先試著溝通、合作和分享。即使面對威脅，我們的初始行為仍然是開放和友好的。這種正向的親社會行為，有時也可能讓對方具有安全感，進而足以化解潛在的威脅。

假如這種親社會行為不足以消除威脅或危險，那麼在進化上最新的神經機制——社交參與迴路——會被優先放棄。我們會脫離理性思考和有意識的選擇，將所有的精力都投入到本能的防禦反應中。

若自律神經系統感到危險，反應會下降一個層級，從社交參與轉變為具有強烈脊椎交感神經鏈反應的爬行動物水準，我們可能會以戰鬥克服威脅，或以逃跑避免。如果情況極端到戰鬥或逃跑都不足以應對，反應就會進一步下降至背側迷走神經狀態的退縮、解離和停滯。

■迷走神經背側迴路如何影響活動

迷走神經背側分支是兩個分支中較為原始的一個，存在於所有脊椎動物中，從無骨魚類到包括人類及其他哺乳類動物在內的所有動物，有時被稱為「舊迷走神經」。

多重迷走神經理論描述了利用背側迷走神經迴路的兩種自律神經系統狀態。背側迷走神經單獨運作時，會引起代謝停滯，降低動物維生功能的活動程度，進而節省能量，這叫「**基於恐懼的失動**」：我們感到害怕，但不會採取任何行動來面對危險或逃跑，而是直接放棄。

另一種跟背側迷走神經迴路有關的狀態是「**非基於恐懼的失動**」，它結合背側迷走神經迴路和社交參與迴路的活動。當我們感到安全並選擇停止活動，以便與他人親密接觸時，就是處於這種狀態。

哺乳類動物的冬眠與某種程度的背側迷走神經活動有關，但並非完全停滯。例如，熊在冬季冬眠，但這更像是減緩活動而不是完全停滯。熊是恆溫動物，與所有其他哺乳類動物一樣，需要維持最低的攝氧量和體溫，而體溫通常會高於周圍空氣的溫度，以保持大腦運作，避免因低溫而受損。

相較之下，爬行動物幾乎可以完全停滯，大幅降低心跳、呼吸和消化作用，以節省能量，直到下一次進食。烏龜在冬天溫度接近冰點的淡水池塘底部睡眠時，會停止新陳代謝和生命活動；體溫會降至和周圍的水溫相仿。烏龜是變溫動物，不會自己產生能量來提高體溫，而是時常躺在石頭上，從太陽和空氣中獲取熱能。

熊在洞穴中冬眠，這個行為與背側迷走神經活動的關係較低，熊的體溫僅下降幾度，與烏龜等變溫爬行動物幾乎完全停滯的狀態大不相同。

當我們或其他哺乳類動物面臨致命危險時，背側迷走神經活動的突然激增會導致休克，或是基於恐懼的失動。雖然我有時將這種生理狀態稱為「停滯」，但在哺乳類動物身上，將其視為「急劇減緩活動」會更為精確。這種**基於恐懼的失動是種防禦策略**，例如僵住和裝死。舉例來說，當老鼠察覺到捕食者在附近時會「一動也不動」，以避免被發現。

鷹的視力極其敏銳，能夠觀察到最微小的動靜，甚至是老鼠的正常呼吸。如果有隻鷹在田野上方盤旋，牠會注意到任何試圖逃跑的獵物，然後猛然俯衝而下，用鋒利的爪子抓住。因此，老鼠不會選擇逃跑，而是僵住不動，牠會減緩自己的生命活動，屏住呼吸，直到鷹飛走，危險解除為止。

然而，如果減緩活動過於突然或極端，可能會導致老鼠因驚嚇過度而死，大約有十%的老鼠是因為面對鳥類或蛇的威脅產生反應而僵住不動並死亡。

根據多重迷走神經理論，迷走神經背側分支活動的激增是一種防禦策略，這種策略會引起生理上的休克或停滯狀態，幫助我們應付創傷事件、極端危險或即將到來的毀滅。放棄或假死可能足以挽救生命；靜止不動或許能避開掠食者或敵人的注意。所以從生理上來看，失動也有助於節省能量。

然而，在沒有任何威脅或危險時，長期處於背側迷走神經狀態會使人失去清晰的思維、生產力和生活樂趣——直到回到社交參與的狀態。在人類文化中，人們總是過於關注壓力問題，而多數人並未意識到另一個危害健康的因素：慢性迷走神經背側迴路活躍。

當迷走神經背側活動不那麼極端但長期存在時，其情緒表現的特徵是抑鬱感。在日常的對話裡，許多人說他們經歷了「抑鬱」，或者形容自己的情緒和行為是「抑鬱的」，即使沒有經過精神科醫生或心理學家的診斷。

我通常會避免使用「抑鬱」這個在醫學上或心理學上的診斷術語，更喜歡使用「抑鬱感」和「抑鬱行為」或「迷走神經背側分支活動」。

被診斷為憂鬱症或處於抑鬱狀態的人，通常會對曾經讓他們感到愉快的活動失去興趣。他們可能暴飲暴食、食慾不振或有消化問題。他們的精力減少，變得不活躍、內向、冷漠、無助且不合群。可能會感到難過、焦慮、空虛、無助、沒價值、內疚、易怒、羞愧或不安。可能會經歷嗜睡、缺乏精力和缺乏目標。

他們可能會有注意力不集中、記不住細節或難以做決定的問題，而且經常苦於纖維肌痛症的疼痛困擾。也可能會陷入苦思、自殺未遂或自殺；這些都是迷走神經背側分支活動的症狀。

醫學文獻一般專注於慢性壓力的生理機制，比較少關注慢性抑鬱的生理根源。然而，當人們經心理學家或精神科醫生診斷出憂鬱症而來到我的診所，或表現出抑鬱行為時，我發現，他們的問題通常伴隨著迷走神經背側分支的啟動狀態。

假如進入迷走神經背側狀態並伴隨著背側分支活動突然激增，這種情況可以叫做休克或創傷，我們可以把它的影響稱為「**停滯**」。也就是當一個人面臨極度危險的情況和／或即將死亡的可能性時，當下自我解離，或在身體、情感和精神上停滯，甚至暈倒，都是自然的反應。

理想的情況下，當危險過去後，人們應該脫離這種狀態，重新加入社交參與，「恢復理智」。然而，許多人會被困在這種基於恐懼的失動狀態中。在這種情況下，可以合理懷疑迷走神經背側迴路是處於長期活躍狀態。

在多重迷走神經理論提出之前，憂鬱及抑鬱行為在神經系統方面缺乏生理模式。它既不屬於壓力範疇，也不屬於放鬆範疇。或許這就是為什麼很難找到安全、無成癮性且有效的治療方法來應付抑鬱等情況的原因。

史蒂芬．波吉斯的多重迷走神經理論著重於自律神經系統、情感和行為之間的關係。他的研究引起心理學家、精神科醫生以及一批有才華、富洞察力的創傷治療師，對這些理解的應用產生日益增長的興趣。他說明所謂的「迷走神經煞車」（vagal brake）——社交參與迴路的啟動如何「煞住」其他迴路，將我們從慢性背側迷走神經狀態或脊椎交感神經狀態中解放。

在正常的生存挑戰條件下，脊椎交感神經鏈或迷走神經背側分支可能會被觸發而進入活躍的防禦狀態。然而，當社交參與跟這些迴路中的任何一個結合時，人的行為範圍會為了保持個體不處於防禦狀態而擴充。

當社交參與跟脊椎交感神經鏈結合，這種混合狀態使得友善的活動——包括象徵性的打鬥——成為人類活動中的娛樂核心。當迷走神經背側迴路的失動機制與迷走神經腹側分支及其他社交參與系統的組成部分（例如娓娓動聽的語調）相結合時，可能自然而然地湧現親密感。人們會靠近彼此，並分享愛的正面感受。

■迷走神經背側狀態的症狀

如果我們沒有社交參與，在面對不利條件時，可能會經歷許多負面的身體和情感狀態。其中一種反應是脊椎交感神經鏈的動員狀態，特徵是戰鬥或逃跑的行為。

另一種反應來自迷走神經背側迴路的啟動：肌肉和結締組織失去正常的張力，身體變得綿軟無力且沉重。如果我們嘗試搬動物品，無論有多小，也會覺得需要非常努力才能移動。

在這種狀態下，我們通常會感到無助、冷漠和絕望。此時心跳變慢，血壓下降，血液從身體周邊撤回到中心。充滿氧氣和營養的大量血液，正常的狀態下會流向手臂和腿部，以支持脊椎交感神經鏈活動中的戰鬥或逃跑反應，但現在則回流到胸腔和腹部，以維持基本內臟功能的最低程度。因此手腳會感到冰冷和濕黏。

當處於迷走神經背側狀態時，常會感覺到疼痛在身體的不同部位之間移動。大多數人認為身體的疼痛是來自於肌肉緊繃，治療師通常會按摩疼痛的部位和／或肌肉僵硬的地方。但通常當按摩治療師緩解了一個部位的疼痛之後，疼痛又在另一個地方出現。

這對於按摩治療師來說可能難以理解，因為他們知道自己已經盡忠職守，讓原本僵硬的肌肉變得柔軟。但客戶可能不認同這份努力：「現在疼痛轉移到這裡了。」於是治療師就從一個地方追到另一個地方，卻無法讓客戶真正感覺好轉；這種情況通常被診斷為纖維肌痛症。

治療這種情況的最佳方法並非按摩疼痛部位，而是透過啟動迷走神經腹側迴路來促進個體脫離迷走神經背側狀態，例如，進行基本練習（參見第二部，二八〇頁）。

當處於休克或停滯狀態時，還有其他常見的可觀察徵兆：面色蒼白，看起來了無生氣且沒有反應；表情呆滯，面部肌肉下垂；聲音缺乏起伏（音調的表現），聽起來平淡無趣；眼神黯淡，沒有光采。或許還伴隨低血壓，引起暈眩或暈倒（血管迷走神經性昏厥），這是因為肌肉張力不足，不需要很高的血壓就能將血液推送到阻力降低的肌肉中。

迷走神經背側狀態也可能與「姿勢性心搏過速症候群」（POTS）有關。患有「姿勢性心搏過速症候群」的人經常表現出自律神經系統失調的症狀，往往在站起身時血壓下降而暈

倒。許多「姿勢性心搏過速症候群」的症狀，似乎是由自律神經系統對血流和血壓的控制不平衡所引起。當我們站起身時，自律神經系統會對血管張力、心率和血壓進行必要調整，而此類患者的自律神經系統失衡，血液沒有流向正確的地方。

啟動迷走神經背側迴路也會引起出汗或噁心。在極端的情況下，例如突然的劇烈驚嚇，可能出現膀胱和肛門括約肌失控；呼吸變慢，每次呼吸的空氣量遠低於平時。心理意識集中於內在世界，或在面對難以抵擋的危險時完全消失，導致解離——也就是意識從身體抽離，感覺自己不在此時此地，而是從很遠的地方觀看所發生的事情。

迷走神經背側迴路的啟動，還會減少流向大腦額葉的血流量。額葉是高級功能的所在之處，被認為是大腦中具有人類特質的部分，與語言和意志的功能有關。所謂的「意志」，指的是構思做某事的想法，並監控我們朝該目標前進的進度。

在經歷創傷事件之後，我們往往不記得發生什麼事。大腦無法對當時發生的事情形成語言表達或形象化，因為我們是在用大腦和神經系統中一個不同、且較原始的部分做出反應。

解離是一個普遍存在的問題，它可以被描述為迷走神經背側分支的持續活動，使人保持生理上的恐懼狀態。我們可能身處群體中，但不參與對話；可能無精打采，缺乏同理心；可能話變多，卻無法說出任何有意義的內容；無法設定目標或採取行動改善生活。慢性迷走神經背側分支活動，支持著這種抑鬱的心態。

然而，如果我們沒有恐懼，迷走神經背側活動會產生截然不同的效果。由迷走神經背側活動和社交參與腦神經活動相結合的「非基於恐懼的失動狀態」，為休息和恢復提供了生理基礎，並支持親密關係的建立。

■ 腹側迷走神經活動的影響

在進化的階梯上，比爬行動物更進一步的是位於階梯頂端、包括人類在內的哺乳類動物。哺乳類動物擁有更為複雜的神經系統，包括腹側和背側迷走神經迴路（請注意，現代爬行動物並非哺乳類動物的進化原型；原始的、現已滅絕的爬行動物，才是我們的進化前身）。

在整個動物王國中，只有哺乳類動物擁有腹側迴路，即迷走神經的腹側分支。要啟動這個腹側迷走神經迴路，個體除了必須在環境中有安全感之外，對於負責監測身體內部情況的神經所提供的反饋也必須感到安全。

腹側迷走神經迴路在我們身體活動或靜止時都能夠被啟動。這個迴路與其他四對腦神經（第五、第七、第九和第十一）共同促成了社交參與狀態。

社交參與遠遠超越舊自律神經系統模式中「放鬆」的簡單概念，該模式僅在壓力和放鬆兩種狀態之間擺動。**腹側迷走神經狀態讓我們得以休息和恢復，遠離恐懼狀態，也能停止活動。**

我們可以在溫暖的夏夜坐在後門廊的搖椅上，和喜歡的人一起看夕陽；我們可以聽音樂，做做白日夢或冥想。

另外，當我們沒有社交參與時，可能會經歷許多負面的身體和情感症狀，例如交感神經系統動員狀態，其特徵是戰鬥或逃跑反應，或迷走神經背側失動狀態（僵住和／或抑鬱行為）。

儘管迷走神經的腹側和背側分支具有截然不同的功能，但蓋倫和他之後的解剖學家並未意識到這兩個分支分屬不同系統。因為蓋倫在觀察角鬥士的傷口或解剖豬和巴巴里猿猴時，並沒有大學解剖室中的便利條件；他無法冷卻屍體，用福馬林保存，或在顯微鏡下觀察。

考慮到這些困難，蓋倫能夠如此精確地發現迷走神經的解剖細節，實在很了不起。他在區分這兩條名稱同為「迷走神經」的神經分支上的失誤是可以理解的，但這個失誤卻誤導了數千年來的解剖學、生理學、心理學和醫學的學生和從業者。

無法停止的戰鬥反應——壓力與交感神經系統

就像「抑鬱」這個詞被廣泛使用使得定義變得不準確一樣，「壓力」這一詞的使用也因為其普遍性，而導致意義變得含糊。精確地說，壓力是由脊椎交感神經系統啟動所引起的生理狀態，進而產生戰鬥或逃跑反應。

舊的壓力／放鬆模式認為壓力是放鬆的對立面，且未描述內臟器官在生理性休克狀態或相關的抑鬱情緒狀態下會發生什麼事——這兩者都表現為基於恐懼的失動。這個模式也未能認識到，**神經系統中負責休克或抑鬱感受的生理結構與負責社交參與的生理結構是分開的**。

在多重迷走神經理論中，長期以來被認為負責單一放鬆狀態的迷走神經，現在被理解為包含兩條不同的路徑，這兩條路徑啟動了兩種不同的非壓力狀態——這兩種狀態都不完全對應於舊自律神經系統模式中的放鬆狀態。

為了避免「壓力」這一詞彙造成的混淆，我更喜歡使用史蒂芬·波吉斯對戰鬥或逃跑狀態的描述，即「基於恐懼的動員」，並盡量遵循壓力的生物學模式：交感神經系統對外部事件或內部狀態的反應（基於恐懼的動員），將戰鬥或逃跑的潛能提升到最大限度。這種狀態的神經學基礎，是脊椎交感神經鏈大範圍啟動的防禦策略。這會產生強大的肌肉反應，使我們在受到威脅的情況下，能夠付出極大量的精力來拯救自己（和／或他人）的生命。

在理想的情況下，當威脅消失後，交感神經鏈的啟動也應該隨之消失。也就是我們的神經系統具有彈性和靈活性，它應該會自然地回到社交參與的狀態。萬一沒有恢復，而且交感神經鏈變成長期處於活躍狀態，將不利於身體健康、情緒健康和社交關係。

交感神經鏈的啟動並非僅限於防禦策略。假如我們感到安全且自律神經系統運作良好，吸氣時，交感神經系統會有輕微的啟動，使血壓上升，心跳加快，觸摸脈搏會感覺略微強烈。當再次呼氣且這種輕微的交感神經啟動停止時，心率和血壓會降低。心跳在呼氣時應該會減緩，脈搏會較為柔和。

治療師可以訓練指尖敏感度，去感受脊椎交感神經鏈輕微啟動與迷走神經腹側分支啟動之間的正常變化。**假如呼吸時脈搏沒有變化，就是自律神經系統功能失調的徵兆。**

■ 戰鬥或逃跑反應

戰鬥或逃跑反應在生理上產生許多影響，這都是為了在受到威脅而處於壓力狀態時幫助生存。當肌肉緊繃時，這些影響會增加對血液循環的阻力，而為了將血液泵送到緊繃的肌肉，血壓會升高。

此時心率也會上升，才能將更多血液輸送到肌肉。同時細支氣管擴張，有助於更輕鬆地呼吸，增加到達肺部、血液和細胞的氧氣量。更順暢的呼吸也有助於排除更多肌肉細胞代謝的廢物；在呼氣時排出二氧化碳。肝臟則將額外的糖分釋放到血液中，作為快速的能量來源。

硬骨魚類是第一類具有「脊椎」交感神經系統的脊椎動物，這種系統會產生生物學家所稱的「壓力」狀態。同樣擁有脊椎交感神經系統的兩棲動物，能夠迅速逃離危險。爬行動物同樣利用其脊椎交感神經狀態來發揮驚人的身體力量。因此，一隻處於壓力狀態的鱷魚能夠以極快的速度和力量移動；在短距離內，鱷魚的速度可以達到奧運短跑冠軍的一點五倍。

使人類和其他哺乳類動物利用壓力狀態、透過戰鬥或逃跑來作為防禦策略（基於恐懼的失動）的，是相同的脊椎交感神經系統。

與爬行動物和兩棲動物一樣，我們的壓力和停滯狀態，可以為各種情況下所做出的反應提供極大的靈活性。

在作為防禦策略使用時，交感神經系統可幫助我們將戰鬥或逃跑的能力提升到最大限度。假如一個人處於社交參與狀態，他的交感神經系統也可以用正面的方式暫時啟動，與社交參與迴路一起促進遊戲、體育競賽，甚至性行為前戲中的社交交流。

「戰鬥反應」不限於身體暴力行為，也包括藉由武力來改變事物的各種其他行為：諷刺和辱罵形式的言語攻擊、被動攻擊（以不參與來表示反對）、對陌生人的隨機攻擊，以及肆意破壞財物等等。

與此相同，「逃跑」可以單純是藉著看電視或做其他獨自進行的活動來迴避社交場合，也可以不單指逃離現場的行為——還包括處心積慮避開某些人、情況或場所。這可能是由焦慮或恐慌發作引起。舉例來說，玩暴力電子遊戲可能暫時讓神經系統進入激動和戰鬥狀態，但持續沉迷於此，將使我們長期處於這種狀態。為人父母者應該考慮到這一點，並嘗試減少孩子坐在電腦前的時間。

這也意味著父母自己應該減少在電腦前的時間。與其讓孩子獨自待在電視或電子設備前，父母最好陪伴著孩子，共同進行社交互動和對話。父母應主動與孩子及其他家庭成員一起玩遊戲和做其他社交活動——在電子設備出現之前，這些都是很自然的家庭活動。

■ 對壓力的全新理解

儘管許多人說自己感到壓力重重，但其中大部分人在脊椎交感神經鏈的活動上，並沒有真正處於壓力狀態。從生理上來看，其中有些人實際上是處於迷走神經背側分支（停滯或退縮）活動狀態；從情感上來看是處於抑鬱狀態。

這種情況可能是過去某個時間發生的創傷事件所導致，即使在生理上並沒有真正處於交感神經鏈壓力狀態，他們也可能被診斷為創傷後壓力症候群。根據多重迷走神經理論，他們的狀態更適合說是迷走神經背側分支的啟動，所以這些人可能遭受萎靡不振和失動的困擾。

讓人們脫離前述兩種狀態——伴隨壓力和戰鬥或逃跑行為（基於恐懼的動員），以及伴隨抑鬱情緒和停滯行為（基於恐懼的失動）——的方法，是啟動他們的迷走神經腹側分支。

根據脊椎動物自律神經系統的進化發展，自律神經系統的三個迴路是分層且逐級推進的，即從一個層級逐步發展到下一個層級。從最新進化的神經迴路（包括迷走神經腹側分支）來看，位於階梯頂端的是促進平靜失動狀態和幸福感的社交參與。下一層是啟動戰鬥或逃跑反應的脊椎交感神經鏈；在最底層的是迷走神經背側迴路，這是最原始的進化結構，觸發基於恐懼的失動防禦反應。

迷走神經腹側分支的活動會抑制下兩級的功能。啟動腹側迷走神經迴路，不僅能支持個人存活的生產性活動，也有助於社交活動，使我們擺脫脊椎交感神經系統的長期活躍狀態，並脫離迷走神經背側分支的停滯狀態。

腹側迷走神經迴路的活動，可以使人直接從停滯和情緒低落狀態轉變為腹側迷走神經狀態，而不需要從停滯到壓力狀態、再從壓力到社交參與狀態地逐級往上爬。

下一級神經路徑是脊椎交感神經鏈，這個迴路的活動會抑制迷走神經背側分支。跑步、游泳或其他模擬戰鬥或逃跑狀態的運動，往往能幫助患者擺脫憂鬱。

許多類型的抗憂鬱藥物以類似的方式運作，藥物以化學方法對身體施加壓力，暫時啟動脊椎交感神經鏈。然而，抗憂鬱藥物並不能完全將身體提升到社交參與的層次，且可能會有不良副作用。如果可以選擇，相信大多數人寧願透過簡單的自助練習（例如我在第二部中提到的，見二八〇頁）來擺脫憂鬱狀態。

我的治療目標是幫客戶從壓力或憂鬱狀態中解脫，提升到社交參與的層次。本書中的練習和徒手治療，在理想的情況下，能幫助許多人達到社交參與和健康的狀態。

我們有充分理由強調迷走神經腹側分支的正常運作，在達到最佳身心健康狀況中的重要性。自律神經系統狀態能夠反映出身體和情緒健康的整體程度，當我們的自律神經系統處於壓力或停滯狀態時，往往會出現健康、人際關係和情緒方面的問題。在我的診所和實務中，假如檢測結果顯示迷走神經腹側分支功能失調（詳見第四章），我的首要目標便是讓這條神經恢復正常運作。

多年來，我利用不同的技法幫助人們擺脫壓力或憂鬱狀態，藉以恢復迷走神經腹側分支功能。我發現，讓客戶透過自主基本練習（詳見第二部，二八〇頁）來自我幫助，已經很足夠。

在某些情況下（例如，對於嬰兒、小孩或自閉症類群患者），可能很難或無法用語言做充分的溝通，好讓他們正確地練習。若是如此，我會使用來自生物力學顱薦椎療法的徒手技法，其中一部分的描述可參見「神經筋膜鬆弛療法」（詳見第二部，二九〇頁）。

在客戶完成基本練習、或在我使用徒手技法之後，我會再次檢測他們的迷走神經功能，確認是否有達到預期的改變。當迷走神經腹側分支恢復正常後，我會進一步應用生物力學顱薦椎療法的其他技法。在許多案例中，當客戶的腹側迷走神經功能恢復正常，他們的健康問題便會減輕或消失。[5]

「但你不是醫生！」有些人可能會這樣說。沒錯，我不是。在我的診所裡，我不進行任何形式的醫學診斷或疾病治療。診斷和使用處方藥物治療疾病，完全是訓練有素的醫生的職責。在這種情況下，我所能做的只是評估和處理客戶的迷走神經腹側分支，以及其他四條對社交參與所必需的腦神經的功能是否正常或失調。

在第一次的面談中，假如客戶告訴我他們有健康問題，我會記錄下來——我是否能將他們的健康問題與其中一條涉及社交參與的腦神經功能失調聯繫起來？我會檢測他們迷走神經其中一個分支的功能。在某些情況下，我也會檢測其他腦神經的功能。

然後，我讓他們做基本練習（見二八〇頁），或是由我施作第二部所描述的徒手技法，或者其他生物力學顱薦椎療法的技法。之後再進行檢測，如果迷走神經腹側分支的功能產生了正向變化，那麼客戶的身體很有可能會自我調節，健康問題也會得到緩解，甚至消失。

我的方法已經幫助許多人解決各種問題，包括壓力、心理抑鬱、偏頭痛、纖維肌痛、無法集中注意力、記憶力差、睡眠問題、消化不良、頸部僵硬，以及背部和肩膀疼痛。

我們生活在一個內外都不斷變化的世界裡，我們的生存、健康和幸福取決於是否擁有一個靈活的自律神經系統，這系統能調節身體以適應環境和自身的變化。

---

❺ 關於由迷走神經腹側支功能失調至少部分引起的健康問題清單，請參見第一部開頭列出的「九頭蛇的頭」列表（五十二頁）。

—第三章—

出錯的神經覺會造成什麼影響

「神經覺」（Neuroception）是史蒂芬．波吉斯創造的一個術語，用來描述神經迴路如何區分情況的安全性、威脅性或危險性。這是一個持續進行的過程，我們的自律神經系統評估透過感官傳遞的，是有關環境和身體狀態的資訊。

神經覺發生在大腦的原始部分，凌駕在意識層面之上。它可以被比喻為一隻優秀的看門狗，時時保持警覺，讓我們能專注於生存以外的事，或者安心入睡，並且只有在生存受到威脅時才會喚醒我們。**根據神經覺發出的訊號，明確的神經迴路會被啟動：當我們安全時，支持社交互動和友善交流行為；當我們受到威脅時，會採取戰鬥或逃跑的防禦策略；當我們處於嚴峻的危險時，則進入停滯狀態**。

大多數人都有過神經覺的經驗。他們憑藉「第六感」知道自己身處險境或受到威脅，卻無法有意識地理解自己是怎麼知道的。

有位年輕女性曾在我的課堂中表示：「我可以背對著，卻知道有一個我不認識的男人在看著我。在他走近我之前，我就能感覺到他的目光。」儘管沒有邏輯上的解釋，即使我們不知道其神經途徑，但神經覺並不罕見。

出錯的神經覺與生存

神經覺讓我們獲得意識層面無法捕捉的訊息。當神經覺正常運作時，它確實是一份能幫助我們生存的禮物。它的運作速度比處理意識感知的速度還要快。

「我還沒進房間之前就感覺有些不對勁」——我們是怎麼獲得這種訊息的？有時候我們會經歷神經覺與其他想法之間的衝突：「我有種事情不該如此的感覺，但我還是說服自己，繼續做下去。」

然而，**神經覺也會出現錯誤。當它無法正常運作時，我們可能會陷入困境，不再明確地感知到實際情況，而是扭曲了正在發生的事**。當感知行為的神經迴路未能以適當的方式運作時，就會產生錯誤的神經覺。一個人對於安全的情況，也許會反應得好像遇到危險或威脅似的，或是對於危險的情況，反應得好像處於安全狀態。

造成錯誤神經覺的原因，也許多到數不清，感知可能被憤怒、恐懼、嫉妒或冷漠所蒙蔽，或是被困在創傷記憶中。我們可能處於震驚狀態，也許會感到飢餓且血糖過低，可能感到疲倦、身體疼痛或因疾病而不適。

我們也許覺得十分正常，但突然被某個讓我們想起過去創傷事件的事物觸發——並對這個記憶做出反應，彷彿它正在發生。**實際上，我們沒有真正遭遇威脅或危險，但我們的神經系統可能陷在過去裡，隨時因為一個環境中最輕微的觸發，而準備戰鬥或逃跑。**

一個很好的例子是亞伯特與科斯特洛（Abbott and Costello，舊譯「高腳七與矮冬瓜」，美國著名喜劇藝人組合，活躍於二戰前後）的片段「我慢慢地轉身」（*Slowly I Turned*，可以在YouTube上搜尋）。

出錯的神經覺甚至可能來自非常正面的經歷，例如墜入情網和與伴侶的親密關係。我們有時會聽到一個人的判斷由於「被愛蒙蔽」而受影響，以至於未能察覺到可能的有害情況。

神經系統應該是靈活的，使整個身體能夠適應當前的情況，並根據情況是安全、有威脅還是危險，用以支持不同類型的行為。**在化學干擾存在的情況下（如處方藥、其他藥物和酒精），來自環境的訊息透過感官進入，但神經迴路無法正常處理這些訊息，導致生理機能也無法做出適當反應。**例如，酒精會改變我們的感受，從而改變我們的行為。許多藥物——包括處方藥以及非法和娛樂性藥物——也會使我們陷入異常的生理和體驗狀態。

以下的故事足以解釋化學干擾誘發的錯誤神經覺。有三個二十多歲的年輕人，一起去攀登聖海倫火山（Mount St. Helens），這是一座位於華盛頓州西南角的國家公園中的活火山。儘管很費力，但對於身體狀況良好、且能適應在陡峭、崎嶇地形上攀爬的人來說並不困難。大多數登山者都能在七到十二小時內完成往返。

這三位年輕人為這次登山做了充分準備：每個人的背包裡都有地圖、指南針、急救箱和一把多功能小刀。每個人都有合適的靴子、一頂用來保護頭部防止落石傷害的登山頭盔、一件輕便的毛衣、防曬霜，以及在火山灰落下時使用的防塵口罩和護目鏡。因為太陽照在雪和火山灰上的反射光可能非常強烈，所以還帶了有側邊護板的太陽眼鏡。而且每人都有攜帶食物和將近兩公升的水。

他們一大早就出發了，氣象預報顯示今天的天氣溫和晴朗，因此他們穿著輕便。很快地，他們因為陽光和體力消耗而感覺熱。即使只穿著T恤，仍需要往頭上潑水，並脫下被汗沾濕的上衣。

身體的溫度由神經反饋機制調節，主要透過下視丘來運作，而下視丘在大腦中負責處理來自身體主要溫度感應器的訊息。當身體開始過熱時，會發生一些生理變化。

一旦溫度上升超過華氏九十八點六度（攝氏三十七度）時，接近皮膚表面血管的神經會使血管膨脹，使流向皮膚的血液量增加。這叫做血管擴張，能讓更多血液流向皮膚下的細小微血管。人體中有三分之一的血液可以在皮膚中循環，並且在皮膚表面被周圍空氣降溫；流汗蒸發水分也有助於身體降溫。

攀登幾個小時之後，天氣突然發生變化。雲層開始聚集，氣溫下降，而且開始下雪。三位登山者都覺得冷，於是他們穿上毛衣（但沒有再穿上潮濕的上衣）。不幸的是，這層乾燥的衣物無法迅速提供足夠的溫暖，而且他們沒有攜帶雨具。幾分鐘後，他們的毛衣就被冰冷的雪浸濕了。

假如體溫下降，下視丘會努力保存熱能——啟動自動保存熱能反應和產生額外熱能的機制。身體對寒冷的正常反應是分泌壓力荷爾蒙腎上腺素和正腎上腺素，以及甲狀腺素。這些荷爾蒙會使肌肉收縮，導致發抖，而顫抖的肌肉在快速收縮時會製造體熱。

在壓力反應期間，神經也會引起血管壁的肌肉收縮，稱為血管收縮。它利用減少從身體核心流向皮膚（特別是手和腳）的血液量，將熱量損失降到最低。

其中一位年輕的登山者，稍早服用他平常用來抑制慢性壓力的處方藥物，這種藥物的效力之一是降低血液中壓力荷爾蒙的濃度。因此，他的身體無法對寒冷天氣產生正常的壓力反應。他沒有發抖，血管未收縮，動脈和微血管維持在擴張狀態，流向皮膚的血液量未減少，無法防止熱量不斷流失。

在藥物的影響下，他無法適應環境變化，身體變得愈來愈冷。而在極度失溫的情況下，可能會導致心搏停止，最終，他的心臟衰竭了。這位年輕的登山者沒有倖存，因為他的身體無法以正常方式適應天氣變化。這個故事警示我們，化學物質可能會干擾我們對危險情況的正常反應，使身體無法做出適當的反應來保護自己。

造成「神經覺出錯」的其他原因

之前我描述過停滯狀態的生存價值。當獅子咬住羚羊或其他獵物的喉嚨時，獵物在面臨即將死亡和無法再戰鬥或逃跑的情況下，其自律神經系統通常會進入停滯狀態——在某些情況下，這會使掠食者失去興趣，因而挽救了獵物的生命。

相較之下，在複雜、現代、文明的人類生活中，個人問題通常不那麼戲劇化，而且持續時間通常不會只有幾秒鐘。**我們也許不會受到身體上的威脅，但可能常常面臨情感或精神上的挑戰**。我們也許需要在限時內完成一個專案，解決我們人際關係中的困難問題，解決經濟問題，或照顧罹患癌症的家庭成員。我們需要採取行動——做些事情或說些什麼——來使我們的世界恢復到短暫的平衡狀態。我們不可能老是坐在海灘上放鬆，享受四周的環境。

此外，不同於許多野生動物，人類通常不會在威脅或危險消失後立即擺脫創傷。在理想的情況下，我們應該要能夠「重設」神經系統並重新振作。但很多時候，**創傷事件的影響會在最初的衝擊過後長久地伴隨著我們**。這些有意識和無意識的記憶，可能在我們的神經系統中存留好幾個月、好幾年，甚至一輩子。如果我們沒有擺脫這些記憶，可能會為反覆出現的不恰當行為、以及壓力和停滯持續帶來的身體症狀所苦。

對某些刺激產生異常反應，可能是因為我們曾經有過相關的創傷經歷。觸發壓力或停滯反應的心理因素可能相當特殊，這段記憶就像一顆未爆的地雷，等待著被一名士兵、或多年後被一個毫無防備的孩子踩到。之所以觸發反應，是因為某些東西讓我們有意識或無意識地想起了曾經讓我們受到創傷的事物。

安泰俄斯的故事

安泰俄斯與海克力斯之間的鬥爭，是古代和文藝復興時期雕塑的熱門題材。

安泰俄斯是海神波塞頓和大地女神狄蜜特的兒子，希臘人相信他住在今日利比亞的沙漠邊緣。安泰俄斯會向所有過路人挑戰摔角，比賽後將輸家殺死，並用他們的頭骨建造一座獻給父親的神廟。安泰俄斯擊敗了所有對手，直到他遇到了海克力斯。

每次海克力斯將安泰俄斯擊倒時，安泰俄斯都會重新站起來，變得更強。海克力斯很快意識到，他無法藉著將安泰俄斯摔倒在地來擊敗他。他猜到了安泰俄斯力量的秘密：當安泰俄斯與他的母親——也就是大地——接觸時，他的體力和精力會被增強，然後恢復力量。

意識到這一點後，海克力斯抓住安泰俄斯的腰，將他舉到空中，斷絕了他與大地的聯繫。然後，海克力斯用他巨大的力量緊抱安泰俄斯，用力壓碎。

安泰俄斯的故事常被用來比喻不保持自身根基穩固所帶來的危險。海克力斯展現了當一個人經歷「動盪」之後，再次穩定下來所積累的心理和精神力量。

■ 感知自己的身體

時間回到一九五七年，當時我十六歲，剛開始學習打高爾夫球，我買了一本班・霍根（Ben Hogan）的著作，他是美國早期最偉大的職業高爾夫球冠軍之一。書名是《班・霍根的五堂課：高爾夫現代基礎》。霍根寫道：「如果你是想打出好球的右撇子，只要在揮桿時把注意力集中在左手小指上。」

在讀到這段話之前，我總是盡可能用力擊球或快速揮桿。我並不理解班・霍根的話，但我還是嘗試了他的建議。當我記得去感受左手小指時，我的球都能夠擊得更遠。另一個結果是，球幾乎每次都筆直地朝向果嶺飛去。這是我第一次體驗到感知自己身體的力量。

現今有許多系統可以幫助人們恢復對身體的感知，例如皮拉提斯、瑜伽、武術和正念冥想。如果我的客戶有這類感知自己身體的方法，我會請他們使用。如果沒有，我會教他們一種方法來幫助他們做到這一點。

臉部皮膚由第五對腦神經支配，臉部肌肉則由第七對腦神經支配。輕輕撫摸臉部往往能讓人平靜下來，幫助我們脫離壓力狀態。

人們經常會不自覺地這樣做來安撫自己。

如果我正在幫客戶按摩，我會請他們把注意力集中在我的手所碰觸的身體部位。這對於身處退縮和解離狀態的人尤其重要——我的首要任務是讓他們重新感知自己的身體。實際上，我不需要做任何事。當我把手放在他們身上的那一刻，我並不是在試圖修復問題或放鬆肌肉、使關節活動靈活、調整脊椎或放鬆結締組織甚至改變他們的肌肉骨骼結構。事實上，我的手始終保持在同一位置。

就身為治療師而言，只需把手輕輕放在客戶的身體上，輕輕接觸皮膚就足夠了。然後我會告訴客戶：「把你的注意力集中到我的手上。」一開始，客戶可能會需要一點時間來澈底清除腦海中的雜亂思緒或情感，才好單純地感知自己的身體和體內狀況。因此，我會多次重複這個過程。這是幫助客戶利用自己的感知作為資源、讓他們了解自己身體的一個簡單方法。

當我請他們感知自己的身體時，我也會利用這個機會感知自己的身體；我喜歡開啟意識來感知自己的腳或手，同時進一步穩固自己。

感知自己的身體並保持穩固，有助於保持在迷走神經腹側分支狀態。察覺自己身體的狀態，可以避免被情緒掌控，導致神經覺失調。

一第四章一

檢測迷走神經腹側分支——擺脫憂鬱的起點

臉部觀察的簡單評估

根據史蒂芬．波吉斯的說法，社交參與需要具備看和聽的能力。當你與某人交談時，可以藉由對方眼神注意你、聆聽你以及理解你所說的話的程度，來判斷他是否投入社交參與。你可以藉著觀察他的臉部肌肉來確定這個人是否在看和聽。他是否看著你的臉，而且有時會和你有眼神接觸？他有在注意看嗎？他能聽懂你在說什麼嗎？

臉部肌肉圍繞著眼睛、鼻孔和嘴巴（請參閱附錄中的圖㉒「臉部肌肉」）。當這些扁平、環形的肌肉收緊時，它們會使圍繞著開口的皮膚閉合。扁平、矩形的肌肉附著在環形肌肉上，可以將它們拉得更開，讓更多的光線進入眼睛，更多的氣味進入鼻子，更多的空氣進入嘴巴。**當我們有情緒反應時，我們的表情會隨著這些開口的開合而改變。**

對方的眉毛是否微微上揚？眼睛是否放鬆且睜開？圍繞眼睛的扁平、環形肌肉稱為眼輪匝肌。收緊這塊肌肉，可以讓圍繞著眼睛的開口閉合，減少進入眼睛的光量，就像舊式反光相機的快門能減少經由鏡頭進入底片的光量一樣。

當暴露在強光下時、或在情感上不想看到某些東西時、或者想要脫離外部感官刺激而專注於思考時，我們會收眼輪匝肌來瞇起眼睛，以減少視覺輸入。收緊這塊肌肉時，會脫離目前的視覺刺激、脫離當下，我們可能會回憶起過去、想像未來的可能性，或者進入冥想狀態。

當眼輪匝肌上方和下方的扁平、矩形肌肉緊繃時，它們會將眼輪匝肌拉得更開，讓更多的光線進入眼睛。當我們遇到「讓人大開眼界」的事情時，這些肌肉會緊繃。這些扁平、矩形肌肉的緊繃，是表達驚訝情緒的重要部分。**它能促進感官輸入，使我們能更專注於周遭正在發生的事**。奇妙的是，當眼睛睜得更開時，我們也能聽得更清楚——因為在視覺和聽覺的神經之間有一種神經聯繫。在演講進行中，有些聽眾會稍微睜大眼睛，以便將演講者所說的內容聽得更清楚。

當你與他人有眼神接觸時，請觀察對方臉部中央三分之一區域（從眼睛下方到嘴巴上方之間）的自然表情。這裡的細微動作是社交參與（或缺乏）和情感反應靈活性的指標。

臉部表情有兩種：一種是我們故意做出來給別人看的，以表達我們的感受；另一種則是在無意間自然的表現。後者根據其持續時間，可以區分為三類。

無意識表情的第一類，是長期緊繃模式，這種表情或多或少是永久性的，因日久而刻畫在臉上，形成深深的皺紋，顯示出特有的情緒狀態。

第二類也是情緒緊繃模式，但沒那麼持久，所表達的是當下的情緒。這種臉部緊繃模式會持續一段時間——隨著情緒持續下去——通常就足以讓他人感覺到我們的感受。

在第三類情緒表達中，位於眼睛和嘴巴之間的臉部肌肉會快速變化緊繃狀態，可達每秒數次。通常可以在嬰兒或孩子身上看到這些自發的微表情變化。在成人中則較為罕見，因為我們比較常困在自己的身分或情緒中。當觀察到這些快速變化時，由於變化速度太快，以至於無法用認知去判斷這些表情所代表的確切情緒，但這些自發的動作，仍然使我們感覺到這個人是坦率的，且未懷有恐懼。

當對彼此感到安全的兩個人進行眼神接觸、並看著對方，讓他們的感受自然流露而不壓抑或控制時，便可以看到這些快速變化的表情。

當臉部情感的表達像思緒一樣快速變化時，所反映出來的是十分率真的狀態，這與為了拍照而擺出的笑容是截然不同的。拍照時為了表現正面情緒而擠出來的笑容，與這種自然的表情有很大差別。

你能否看到他人臉上的情感流動——微妙、快速變化且多變臉部動作，顯示他感到快樂、滿足、憤怒、煩躁、害怕、焦慮、悲傷或沮喪——還是他的表情平淡無變化，只表現出一種情緒？當他說話時，他的聲音是否有跌宕起伏（語調）的變化，還是平平淡淡，以單調的語調說話？

我們容易認為人的個性是固定不變的。然而，人們與他人的互動會受到情緒影響，而情緒又受到當時自律神經系統狀態的影響。

處於壓力狀態下的人可能會用威脅的方式看待對方，態度可能具有攻擊性。他們也許沒在聽我們說話，但容易對某個字或詞產生反應，突然發怒，並且打斷我們說話。我們常常需要糾正他們：「我不是那個意思！」

處於恐懼中的人會避免眼神接觸，或僅短暫地對視一下之後便立刻移開目光。他們的呼吸或許很淺，只抬起上胸部的肋骨，並且可能在吸氣後屏住呼吸。

處於憂鬱狀態的人會把頭向前傾或垂下，面無表情。他們動作緩慢，表示缺乏能量，而且沒有熱情，不願意交談。憂鬱的人在做事或說話之前，有時會先呼氣或嘆氣。

■ 迷走神經功能的其他檢測

在我的診所裡，除了觀察這些方面之外，我還喜歡在所有治療開始時，先檢測迷走神經腹側分支的功能。假如有位客戶出現了我所說的「九頭蛇的頭」（參見第一部開頭的列表，五十二頁）裡的一些症狀，而且檢測結果顯示他有腹側迷走神經功能障礙，通常透過第二部所描述的練習和技法可能可以改善他的狀況。

在做完基本練習（見二八〇頁）、或者在我用徒手療法為他治療後，我會再次檢測迷走神經腹側分支的功能，以確保達到預期效果，這些資訊在臨床環境中非常有用。在本章後半部所描述的程序，能讓我們評估自己的腹側迷走神經功能，對於自我診斷、自我護理，和幫助他人也非常有用。

除了檢查喉嚨後部並讓對方發出「啊・啊・啊」的聲音（如我稍後所描述的），有時我會使用另一種檢測方法，用來檢測幼兒、自閉症患者或其他特殊情況下的人非常有用。舉例來說，假如我有一班二年級的學生，當他們看到我用小手電筒檢查同學的喉嚨，並讓他說「啊・啊・啊」時，可能會讓他們全都笑起來。

另一種檢測方法是根據十九世紀晚期時梅耶（Mayer）、特勞伯（Traube）與赫林（Hering）的觀察，即假設腹側迷走神經功能良好，脈搏和血壓在吸氣時應該更快、更強，而在呼氣時則較慢、較弱。隨著治療經驗的累積，你可以感受到某些人的差異比其他人更大。你或許還會觀察到，在對方做完基本練習（見二八〇頁）之後，這種差異比之前更明顯。

根據我的經驗，**在吸氣和呼氣之間脈搏變化較大的人，通常在生理和心理上都比較強大和健康。**

然而，我在診所中使用的檢測方法在科學研究中是受限的——其根據是我個人的主觀觀察，只能顯示迷走神經腹側分支的功能是否正常，無法將功能的程度量化，而這些程度可能因人而異。其他檢測迷走神經功能的選項如下所述。

「心率變異」——評估迷走神經功能的重要指標

自律神經系統的科學研究日益關注心率變異（HRV），這或許能提供我們另一種評估迷走神經功能的方法。

當神經系統的運作處於最佳狀況、而且是處於社交參與狀態時，連續心跳之間的時間長度會有所不同，這是由於心率對呼吸、血壓、荷爾蒙和情緒所反應出的自然起伏。心率變異就是針對這些差異的測量，若是時間間隔差異變化較大，就會被判定是高心率變異。

心率變異可以作為一般健康的指標，它是用於測量自律神經系統活動中最有前景的評估工具之一。**當迷走神經腹側分支功能正常時**，**心率變異就會較高**。愈來愈多的研究認為高心率變異與健康長壽有關。

另一方面，當腹側迷走神經的功能減弱時，人的自律神經系統會回到壓力狀態或是如前一章所述的迷走神經背側活動狀態。在這種情況下，心跳之間的時間間隔差異變小或不存在，被稱為**低心率變異**。

愈來愈多的科學研究指出，低心率變異與各種心理／精神問題之間存在相關性。舉例來說，心率變異被認為與情緒狀態有關，在急性時間壓力、創傷後壓力、情緒緊張和高度焦慮狀態下會下降。在通報中指出自己擔憂頻率較高和持續時間較長的人，其心率變異較低。

低心率變異顯然也與缺乏專注力和動作抑制有關，這些都是注意力不足過動症（ADHD）兒童常見的症狀。此外，低心率變異與創傷後壓力症候群之間也有相關性。

就身體健康而言，低心率變異被認為是整體健康狀況較差的指標。較低的心率變異可能與許多不良健康狀況有關：例如肥胖、糖尿病神經病變、迷走神經背側分支的活躍、嬰兒猝死症候群（SIDS）的易感性，以及早產兒的低存活率。

肥胖症患者的心率變異通常比較低。儘管我們或許會認為超重者吃得太多、運動太少，而且缺乏改變行為的動力，但有些超重者用幾乎餓著自己的方式節食，體重卻仍然沒有明顯改善。有些想減重的人會與心理學家或催眠治療師合作，以改變自我形象。

我不禁猜想：如果他們的減重計畫包括評估心率變異，並利用基本練習改善其社交參與神經系統，結果會如何？

許多患有性功能障礙的人會尋求醫生的幫助，或諮詢精神科醫生或心理學家。最近一項女性性功能障礙的研究揭示，這可能與她們的心率變異密切相關。其他關於男性勃起功能障礙的研究亦做出類似結論，指出「勃起功能障礙的原因之一是自律神經系統的整體失衡」。

研究顯示，**低心率變異的情況出現在心臟受損的族群中，而且與冠狀動脈疾病的風險增加有關。**❻心率變異降低也似乎是心肌梗塞（心臟病發作）後死亡率的預測指標。

除了心臟問題，低心率變異也與許多原因的早逝有關，例如慢性阻塞性肺病。在二〇一四年的美國，慢性阻塞性肺病是僅次於心臟病和癌症的第三大死亡原因。異於正常橫膈膜呼吸的呼吸模式，表示身體和心理健康程度較低，而橫膈膜呼吸與較高的心率變異程度之間有相關性。在我的診所裡，我發現被診斷為慢性阻塞性肺病的客戶在呼吸時，橫膈膜幾乎沒有在動，他們的檢測結果也顯示，沒有腹側迷走神經活動。

---

❻羅伯特・M・卡尼（Robert M. Carney）、肯尼斯・E・弗里德蘭（Kenneth E. Freedland）和理查德・C・魏斯（Richard C. Veith）在《身心醫學》六十七期（二〇〇五年五月至六月）中的文章〈憂鬱、自律神經系統與冠狀動脈心臟病〉，指出對醫學上健康但憂鬱的精神科病人的研究發現，與對照組相比，他們的血漿兒茶酚胺濃度和其他自律神經系統功能改變的標誌物升高。對患有冠狀動脈心臟病的憂鬱病人的研究也發現了自律神經系統功能失調的證據，包括心率升高、心率變異性低、對身體壓力源的心率反應過度、心室再極化的高變異性和低壓力感受器敏感性。所有這些自律神經系統功能失調的指標，都與冠狀動脈心臟病病人的死亡率和心臟病發病率風險增加有關。

心率變異檢測似乎能提供寶貴的診斷資訊，而且可以作為用來評估自律神經系統活動變化的快速篩檢工具。假如科學研究證實自律神經系統的狀態是心理問題的因素之一，那麼，探索經由改善心率變異和迷走神經腹側分支的功能來作為治療心理問題的第一步，而不立即訴諸傳統的心理干預或處方藥，應該會很有趣（詳情請參見第六章）。

早期迷走神經檢測的經驗

我要藉著回憶早期的執業經驗，強調檢測的重要性。當我開始學習顱薦椎療法時，授課老師說，如果我按照他所教授技法的固定順序操作，就能幫助人們緩解壓力。然而，他從未教我們如何檢測身體的生理狀態，所以我納悶他是如何知道這些技法有效的——或許他也只是聽他的老師說，然後相信這些技法有效。

那是將近三十年前的事，當時我還沒有跟亞蘭・蓋恩學習，更不曾聽過多重迷走神經理論。當時我們唯一知道的壓力模式，是自律神經系統的舊有理解，即自律神經系統處於壓力或放鬆狀態。

大家都知道慢性壓力對健康有害，市面上也有許多關於壓力管理的書籍和課程，每一本都承諾帶來正面、無壓力的結果，**但它們都沒有指出如何從生理上檢測壓力**。現在，我在每次治療前後都會對每位患者進行檢測，我不再盲目相信別人告訴我應該從治療中期待什麼結果。

當我根據第一門課程進行治療時，我完成了一連串標準的技法步驟，並假設工作結束了，客戶應該不再有壓力，且感到放鬆，可以準備回家了。

但是，我注意到客戶在治療後往往難以恢復，他們會問是否可以再躺個幾分鐘。過了十到十五分鐘之後，他們通常還是不想起來，而我必須解釋我需要按摩床給下一位客戶使用。他們會體諒我的需要，勉強起身，穿上鞋子。我記得有些客戶會問我他們能不能開車，我向他們保證沒問題。

他們下一次來就診時，有時會告訴我，上次治療後他們感到非常放鬆，於是不得不把車停到路邊，小睡幾分鐘，有時甚至停了兩三次。他們熱情地表示感覺很棒，因為他們覺得「十分放鬆」。即使到了第二天，他們仍然不想起床去上班。

如今回想起來，我意識到我的治療讓他們進入到背側迷走神經狀態。他們並不是放鬆，而是處於解離狀態，並表現出憂鬱行為。現在，我在治療過程中會小心處理腹側迷走神經的功能，並且在治療後再次檢測，以確保他們離開後也能夠進行社交活動。我要確保他們離開我的診所時既平靜又警覺，並且表現正常，處於既沒有壓力也沒有迷走神經背側活動的狀態。

在治療前後檢測自律神經系統的狀態，對於身體治療師、心理學家或任何其他類型的醫療提供者來說，都是非常有價值的。

關於氣喘與血壓的診斷經驗——探索多重迷走神經理論

一九八〇年代初期，我開始注意到，許多患有氣喘的臨床客戶同時也有迷走神經功能障礙。在我幫助他們改善迷走神經功能後，氣喘症狀明顯減輕或消失了。這個結果很有趣——或許可以經由徒手治療改善這些人的腹側迷走神經功能，而不用依賴昂貴且常有不良副作用的處方藥物。我希望有一天能根據這些經驗進行科學研究。

當時，我使用一種基於早期心率變異概念的迷走神經功能檢測方法：我監測客戶的脈搏和血壓，並拿這些數據與他們的呼吸進行比對。

我在一九八二年至一九八三年間從我的「羅夫療法」老師麥可・薩爾維森（Michael Salveson）和蓋爾・奧格倫（Gael Ohlgren）那裡學到了這種方法。我的兩位老師師從彼得・萊文❼，他是創傷療法領域的知名教師和作家。而彼得則受到了史蒂芬・波吉斯的啟發；他們之間存在著數十年的友誼。麥可和彼得也是一九八〇年代初期加州柏克萊的一個小型研究小組的成員，該小組由羅夫療法治療師和其他身體治療師組成，專注研究自律神經系統的功能。

我使用的方法包括觀察呼吸和脈搏。**如果我們的脈搏在吸氣時加快，在呼氣時減慢，表示腹側迷走神經功能良好。差異越大，腹側迷走神經的功能就越好**。我監測的方法是，把我的手指放在客戶手腕的動脈上，同時觀察他的呼吸模式。這種方法背後的概念可以追溯到一八九〇年代對自律神經系統的研究，當時發現了血壓的變異性，並稱之為「特勞伯－赫林－梅耶波」（Traube-Hering-Mayer waves）。

雖然這種方法對我個人的評估有用，但在科學研究方面仍有許多不足之處。我沒有測量迷走神經功能的客觀方法——只能憑著手指觸感和眼睛所看到的主觀印象。當然，為了科學目的，最好是進行更精確的測量。現今已有許多儀器可以用來測量迷走神經功能。❽

時間回到二〇〇二年，當時我想請史蒂芬・波吉斯（當時我還未見過他）幫忙開發一個研

---

❼ 彼得・萊文（Peter Levine）是一位具領導地位的休克和創傷治療師。他使用語言技法，結合對客戶自律神經系統細微變化的密切觀察，使客戶的狀態退回到創傷事件發生時進行治療。他著述了《喚醒老虎》。自此之後，他的教學發展成所謂的「身體經驗創傷療法」（Somatic Experiencing）。

❽ 史蒂芬・波吉斯開發、註冊專利，並推廣由一家小公司Delta-Biometrics, Inc.生產，測量心率變異的迷走神經張力監測器。該公司已不存在，不過，許多其他公司現在也生產迷走神經張力測量設備。

究項目，針對我成功治療氣喘的徒手療法進行調查。幾位患有呼吸困難和被診斷出氣喘的客戶來找我。在第一次治療前，我透過在羅夫課程中學到的迷走神經功能診斷方法檢測客戶，發現他們都有迷走神經功能障礙。但經過我的徒手療法之後，他們的迷走神經功能檢測結果都顯示正常。氣喘症狀消失、且呼吸恢復正常。我希望史蒂芬能協助我開發一種科學上可接受的方法，來測量這一點。

我問我的科學家朋友吉姆・奧施曼❾認不認識史蒂芬，能否介紹我們認識。幸運的是，在我下一次前往費城探親時，史蒂芬・波吉斯正好在巴爾的摩為美國身體心理治療師協會（American Association of Body Psychotherapists）演講。當時吉姆在華盛頓特區，於是我們三人在巴爾的摩會議上碰面，並且共進晚餐。

我跟史蒂芬說了做氣喘治療研究的想法，並問他能否幫助我測量治療前後自律神經系統的功能。我原本希望他能提供有關硬體和軟體的資訊，但他卻向我們介紹他的多重迷走神經理論。這對我來說是個新概念，但聽起來很有趣。第二天早上，吉姆和我與史蒂芬共進早餐，他向我們詳細講述了這個理論。

那天早上稍晚，史蒂芬在會議上發表主題演講。他的主題是多重迷走神經理論，這次還配上幻燈片來講解。二十四小時不到，我已經第三次聽到史蒂芬描述這個理論，我開始真正了解它了。

他播放了一些紀錄片，呈現參加他研究的自閉症兒童在溝通和行為上的一些改善，他稱之為「**聽音治療計畫**」（The Listening Project Protocol）[10]，（在第七章裡有進一步的描述）。這些兒童接受連續五天的治療，每天五次、每次四十五分鐘，治療內容是透過特製耳機聆聽經過電腦特殊處理的音樂。結果顯示，超過一半的受試者不再反應聽覺過敏（Auditory Hyperacusis），**許多兒童開始自發地進行雙向語言交流，並變得更具社交性**。

影片呈現的是兒童與一位成年的人互動，這位成年人試圖讓他們參與適合他們年齡的遊戲活動——治療師正在吹肥皂泡泡。音樂聆聽課程開始前，有一個孩子顯得過度活躍，無法安靜地坐著，不停地繞圈跑，對成年人或肥皂泡泡都不感興趣；另一個孩子則自我封閉地坐著，下巴垂在胸前，她似乎陷入自己的世界裡，沒有注意到泡泡或成年人。

在第五次聆聽課程結束之後，兩個孩子看起來都投入了，行為也變得更自然。原本過度活躍的孩子，現在站在成年人面前做眼神交流、玩起了肥皂泡泡。原本封閉的孩子似乎從呆滯中醒來，和成年人玩耍，也開始玩肥皂泡泡。孩子們微笑、開懷大笑，眼中充滿光彩，處於一種愉快、放鬆、開放的狀態。

---

9 即詹姆斯・奧施曼（James Oschman）博士，是一位研究科學家，也是暢銷書《能量醫學》的作者。

10 聽音治療現在由「整合聽力系統」（Integrated Listening Systems）提供，稱為「安適療癒整合治療：社交參與的入口」。http://integratedlistening.com/ssp-safe-sound-protocol

直到那個時候，還沒有人研發出經科學驗證的方法，來幫助自閉症患者改善溝通技能並提升社交程度，因此這是一項非常了不起的成就。「聽音治療」展示了一種有效解決自閉症症狀的潛力。

我並不是唯一感到驚訝的人，房間裡有一百五十位治療師，在看到這種干預法對兩個孩子的影響之後，每個人都熱淚盈眶。

當時我還沒有治療自閉症類群兒童的經驗。我回想起多年來我治療過的患者，許多人來到我的診所時處於壓力或背側迷走神經退縮的狀態，離開時卻面帶微笑，眼中充滿光彩，顯得內心平靜。對我來說，這表示我們的療程是有效的。

我相信我能通過生物力學顱薦椎療法中的一系列技法，對自閉症客戶帶來類似的變化。然而，在聽到史蒂芬．波吉斯的演講之前，我沒有可以解釋這些變化的心理生理學模型。

我也意識到，我之前的自律神經系統模型僅限於壓力或放鬆狀態。我的模型並沒有「停滯」的概念，也不包含任何具有背側迷走神經分支活動特徵的狀態，甚至未區分迷走神經的腹側和背側分支。

聽完史蒂芬的演講之後，我深受啟發，我的興趣也從研究如何用顱薦椎療法治療氣喘，轉移到探索治療自閉症類群兒童的可能性。

我對自律神經系統的運作也有了新的理解，**問題不再只是改善迷走神經功能，而是要改善**

對社交參與同樣重要的其他四對腦神經的功能。從那時起，我在臨床實作和教學上花了很多年時間研究和應用多重迷走神經理論。

我剛回到丹麥時，還無法建立一個實驗室來進行波吉斯所做的那種檢測，也無法使用他的檢測和聲音刺激方法。但我決定利用我對多重迷走神經理論的新知識以及從生物力學顱薦椎療法中學到的徒手技能，來為自閉症類群的客戶進行治療，其中包括改善對社交參與極為重要的五對腦神經功能的技法。

我希望藉著這些技法和改善這些神經的功能，能幫助其中一些人提高他們的溝通能力，使他們能夠更全面地參與社交行為。

我的治療使大多數自閉症客戶的溝通能力得到改善，他們變得更善於溝通，從孤立狀態變得更具社交力。儘管我採用的治療方法與史蒂芬．波吉斯的不同，但我的治療是以他的多重迷走神經理論為基礎。

即使已經聽說過多重迷走神經理論，我仍花了好幾年才意識到為每個人進行檢測的重要性。一開始，我只有在遇到難以治療的患者並且對看不到成效感到沮喪時，才會檢測迷走神經功能；我在經過一段時間後，才將之應用到所有的客戶身上。

運用筋膜鬆弛療法卻未達到預期效果時，我認為我遇到瓶頸——這些技法通常是有效的，為什麼這次不行呢？於是我更加努力，一次又一次地重複同樣的技法，甚至為客戶提供額外的治療時間。即便如此，我的努力仍未達到預期效果，於是一次次治療結束後，我愈來愈沮喪和不滿意。

檢測迷走神經功能使我有機會了解到，我的失敗並不是因為我在選擇技法或執行技法時缺乏判斷力或技巧，而是因為客戶的神經系統缺乏接受能力。在那些案例中，與他們自律神經系統狀態有關的資訊能幫助我理解：為什麼我不能像在其他自律神經系統運作良好的客戶身上那樣取得理想的效果。

有了這層認識之後，每當遇到棘手的案例時，我不再質疑自己的能力；問題不在於我或我的技法，而在於客戶的自律神經系統處於不接受的狀態。如果在治療開始時，我就掌握了他們自律神經系統問題的資訊，並且先解決掉這些問題，結果會怎麼樣呢？於是我開始這麼做。

根據後來臨床上的成功經驗，我認為檢測迷走神經腹側分支功能的重要性，不容忽視。無論我的客戶是來進行羅夫療法，緩解背部疼痛，還是恢復五十肩的活動能力——或者是來解決我稱之為「九頭蛇的頭」的任何其他健康問題——我所做的第一件事就是，藉由下述的咽神經（咽支迷走神經）功能檢測，檢查他們的迷走神經腹側分支功能。因為身為治療師，我的首要目標是改善他們的迷走神經功能。

如果我發現腹側迷走神經功能失調，這表示處於壓力或退縮狀態，我會讓客戶進行基本練習（參見第二部，二八〇頁），然後再次檢測。他們的迷走神經在做了一、兩次這項練習之後通常會有正常反應。之後，我再使用特定的技法完成治療。我了解到，**假如腹側迷走神經功能不足，治療干預的效果就不容易持久**。然而，當迷走神經功能成功恢復之後，我的客戶往往在生活的其他方面也會有所改善——不僅是他們前來治療的健康問題，還包括工作、家庭和社交關係中的改善。

如果你是老師、身體治療師、心理學家、精神科醫生或教練，檢測他人的社交參與能力可能非常有價值。如果你是即將送孩子上大學的父母，確保你的孩子擁有運作良好的自律神經系統會是一個好主意——萬一運作不良，使其功能恢復正常會幫上大忙，這樣可以確保你和孩子在教育上投入的時間和資源能夠獲得正面的結果。如果你發現孩子處於壓力或退縮狀態，也許會希望使用本書中的練習和治療解決這些問題，以達到最佳的成功機會。

檢測迷走神經功能

如果你是身體治療師，或者從事其他促進他人衛生與健康、表現或與他人互動的工作，你也許會發現，可以從他們自律神經系統的狀態預測你的努力能取得多大的成功。

史蒂芬・波吉斯與兩位羅夫療法治療師約翰・科廷罕（John Cottingham）和陶德・萊昂（Todd Lyon）在《物理治療》期刊中發表一項他們在一九八八年的研究成果。他們證明，評估自律神經系統可以準確預測徒手療法療程的成功程度。我發現，從一九八八年到現在，這項研究的影響遠超出身體治療，它在所有的互動中都有其舉足輕重的地位。

他們三人對一組男性進行一項科學實驗，他們檢測那些男性的自律神經系統狀態及其與羅夫療法中的肌筋膜鬆弛療法所產生的正面效果之間的關係。

約翰・科廷罕對每位研究參與者施行了一種叫做「骨盆抬升」的羅夫療法技法。骨盆抬升術是在羅夫療法療程結束時用來平衡薦骨的，目的是整合及平衡結締組織在療程中因各種緩解而產生的變化。

在施作骨盆抬升術時，受試者仰臥在按摩床上，羅夫療法治療師將手滑到受試者的薦骨下方，接觸到骨頭。此時，受試者的重量落在治療師的手掌上，治療師便朝受試者的腳的方向微微施加穩定而溫和的牽引力。當骨盆抬升術發揮預期的效果時，受試者的背部肌肉放鬆，脊椎拉長，脊椎曲度得到改善。骨盆抬升術應該能讓受試者擁有更好的姿勢、腰椎更加靈活，並且感覺到身體更加健康。

為了達成研究的目的，必須對所有的受試者盡可能保持一致的干預，因此，這項研究中只有一名治療師約翰・科廷罕，他對所有受試者施行相同的技法。

約翰測量脊椎在施行骨盆抬升術前後的柔韌性，藉此衡量這個技法的效果。受試者一開始先採取放鬆的站立姿勢，然後向前彎曲脊椎。約翰測量骨盆抬升術前後受試者的指尖距離地板的距離，以確定他們在接受骨盆抬升術後的靈活性是否更好、相同，還是更差。約翰還詢問他們的感受，以及接受骨盆抬升術之後的體驗。然而，即便是同一位治療師使用相同的技法，受試者的反應還是存在很大的差異。

從初步結果來看，大致上，**年輕男性相比年長男性從這項技法中可獲得更多正面效益**，第二次彎腰時的活動範圍增加了。他們表示，接受骨盆抬升術是一個愉快的經驗，在干預療程後他們的心情也更好了。

年長組的結果卻大相逕庭。

儘管約翰受過專業訓練，技法純熟且用意良善，但他對許多年長男性的治療並不特別成功。許多人變得更僵硬，活動範圍實際上有所減少；當他們向前彎曲並試圖觸碰腳趾時，他們的手指比治療前離地面更遠。

許多人表示，在接受這項技法之後，他們的感覺不如以前好，心情也變得更糟；少數人明顯變得更暴躁和易怒。

由此，我們很容易做出這樣的結論：羅夫療法對年輕男性的效果比年長男性更好。然而，令研究人員更感興趣的，是將技法結果與年齡以外的因素連繫起來。

他們發現，**自律神經系統的狀態是預測結果成功與否的相關指標**。

在實驗性的治療開始前，約翰測量了受試者的心率變異。他將感應器貼在受試者的皮膚上，並將導線連接到放置在另一個房間的迷走神經張力監測器上。這種設置使他得以精確記錄心跳的變化，並將那些變化與每個人的呼吸連繫起來。

約翰在施作技法時無法看到心率變異的測量結果。他不知道哪些受試者的心率變異程度高，哪些程度低，因此這些資訊不會影響他進行治療的方式。大多數年輕受試者和某些年長男性的心率變異程度相對較高。相較之下，更高比例的年長男性和少數年輕男性的心率變異程度較低。

當科廷罕、波吉斯和萊昂在檢查數據時，他們發現**高心率變異與理想的治療結果之間的關係，比年齡與結果之間的關係更為密切**。

換句話說，**治療的成功程度似乎與自律神經系統的狀態更為相關，而不是與年齡有關**。這是一個關鍵，以下會有進一步的討論。

利用迷走神經張力監測器測量心率變異，在需要量化測量的科學研究中是有用的。然而，在臨床環境中，還有其他方法可以評估迷走神經功能，這些方法不需要特殊設備，且花費的時間更少。

我在診所中使用這些方法已經很多年了，它們已經足夠滿足我的需求。

迷走神經咽喉分支的簡單檢測

腹側迷走神經有幾個分支。以下是檢測其中一個分支功能的方法，這個分支叫做咽喉分支，支配緊鄰鼻腔和口腔後方、食道和喉頭上方的喉嚨部分。來自迷走神經咽喉分支的神經纖維通向軟顎和咽喉，這條神經與吞嚥和發聲有關。

希臘醫生克勞狄烏斯・蓋倫是第一個描述迷走神經咽喉分支的作家，他指出這個分支為製造聲音的喉部肌肉提供運動神經功能。蓋倫檢查一名脖子上受傷並失去聲音的角鬥士，發現這名角鬥士頸部一側的迷走神經咽喉分支被切斷。為了驗證觀察結果，他另外用豬進行實驗，因為豬的解剖結構與人類非常相似。實驗發現，切斷豬的咽喉神經會使牠們停止嚎叫。

嘗試了檢測腹側迷走神經的各種方法之後，我最終選擇這種集中於咽喉分支的方法。這個方法記錄在某些舊的解剖學和生理學教科書中，而且仍然在丹麥的醫學院裡教授。亞蘭・吉欣也教授這種利用檢查喉嚨後部來檢測迷走神經功能的方法，對於我工作中所使用的顱薦椎療法來說，是一個極大的助力。

這項檢測要評估的是由咽喉分支所支配的一塊肌肉的運動，它叫做「顎帆提肌」。根據我的經驗，我發現這條分支的狀況也是腹側迷走神經其他分支功能的良好指標。

改善迷走神經咽喉分支的功能，就可以改善橫膈膜呼吸（腹式呼吸）的功能。當這項檢測顯示顎帆提肌功能不佳時，我通常也會觀察到客戶的呼吸不規律，有些急促，且不特別深。在客戶進行基本練習使這條分支的功能恢復後，我觀察到呼吸改善了，變得更深、更慢。

我向客戶解釋迷走神經腹側分支正常運作的重要性。我用圖畫展示，並解釋我在觀察他們喉嚨後部軟顎運動時所注意的重點。大多數客戶喜歡我檢測迷走神經功能、施以療法，然後再次檢測迷走神經功能；他們喜歡自己的自律神經系統受到評估，如果腹側迷走神經分支原本的功能不佳，再評估可以證明它已恢復正常運作。

如何檢測腹側迷走神經咽喉分支功能

請受試者舒適地坐在椅子上，然後站在他面前，請他張開嘴巴，使你能夠看到喉嚨後部。你需要看到懸雍垂（懸在喉嚨後部的小燈泡狀結構）和兩側的弓狀軟組織。有時候在正常光線下就可以清楚地看到這些結構，或者使用小手電筒進行輔助（iPhone 內建的手電筒就非常適合這個用途）。

如果受試者的舌頭擋住了你觀察懸雍垂和弓狀軟組織的視線，請他將一根手指按在舌頭後部，然後將舌頭壓到口腔底部。這樣你應該就能更容易看到軟顎（醫生會使用壓舌板，但這讓某些人反胃，而我從未遇到客戶在使用自己的手指時會感到反胃的情況）。請參閱附錄中關於懸雍垂的一系列圖示❼（見附錄第三頁）。「懸雍垂2」中，兩側的軟顎弓狀結構被正常運作的顎帆提肌提起。「懸雍垂3」中，一側被提起，而另一側沒有；這表示沒被提起的那一側腹側迷走神經分支功能不佳。

在這些圖示中，你可以看到顎帆提肌嵌在懸雍垂兩側的軟組織內。這些肌肉由迷走神經咽喉分支的運動纖維支配。當它們收縮時，會提起軟顎的弓狀結構。這些肌肉也連接到耳朵和喉嚨之間的耳咽管，並在吞嚥時拉動它。這就是為什麼耳朵在吞嚥時有時會有「啪」的一聲，那是因為空氣進入中耳腔並使壓力平衡。

為了檢測迷走神經功能，我會請對方發出「啊．啊．啊．啊」的聲音，同時觀察懸雍垂兩側的弓狀結構。這些聲音應該是節奏分明的短促音，而不是長而拖延的「啊——」，否則無法產生預期的效果。如果左右兩側的腹側迷走神經咽支功能都良好，當對方發出「啊．啊．啊．啊」的聲音時，這些肌肉會以明顯的推動力對稱地收緊，均勻地提起軟顎的弓狀結構。另一方面，如果有一側的腹側迷走神經咽支功能不佳，神經脈衝就無法支配該側的顎帆提肌，當對方說「啊」的時候，該側軟顎的弓狀結構不會被提起來。

這種功能檢測具有深遠意義。如前所述，假如處於恐懼狀態，自律神經系統的其他兩個迴路之一會被啟動，我們可能會陷入「九頭蛇的頭」的任何情況。史蒂芬・波吉斯導入「迷走神經煞車」的概念——腹側迷走神經活動對脊椎交感神經和背側迷走神經活動有抑制作用。

那麼，如果我們感到安全呢？如果我們的腹側迷走神經迴路恢復活動，而不是脊椎交感神經鏈或背側迷走神經呢？本書中的練習和療法可以讓人們擺脫壓力或停滯狀態，進入腹側迷走神經狀態。若有人進行自助練習或接受本書中的徒手療法，之後再次進行檢測時，你應該能夠觀察到改善——軟顎和懸雍垂應該會兩側對稱地提起。

「斜方肌擠壓測試」（Trap Squeeze Test）是我用來檢測迷走神經腹側分支功能的另一種方法。我會在第五章描述這項檢測及用意。它非常適合用於兒童或是任何自閉症類群患者，因為這類客戶可能難以遵循你的指示。

不接觸也可以——檢測迷走神經功能的另一種方法

二〇〇八年一月，我與史蒂芬・波吉斯在新墨西哥州聖塔菲共同教授一場研習會，參加者是一大群心理學家和身體治療師。史蒂芬為研習會做開場演說，他對多重迷走神經理論的介紹，讓大家認識到這個理論作為理解正常和異常人類行為模式的可能性，每個人都深受啟發。

心理學家與客戶進行言語互動，其專業行為受到相關法規的約束。在美國的大多數州，他們不被允許觸碰客戶，否則會使執照被吊銷。然而，我對客戶的治療主要是「徒手」操作，對於那些想要學習如何用雙手以這種方式治療客戶的身體治療師來說，就是如此。

講課的前一晚，我想著：「這些心理學家不能觸碰他們的客戶。我要怎麼給他們一些可以帶回家並在臨床實作中使用的東西呢？」我需要一些時間思考，第二天早上醒來時，我有了答案：他們可以藉著觀察客戶在發出「啊·啊·啊·啊·啊」聲音時喉嚨後部的情況，來檢測客戶的自律神經系統狀態（如前文所述）。

我為每位研討會參加者提供一個小手電筒，方便他們觀察別人的喉嚨後部。在課程中的實作環節，他們要試著對其他參加者進行檢測。

重點是學會如何判斷客戶在言語干預前後是否有社交參與——這種檢測可能有助於他們從多重迷走神經理論的角度更深入理解客戶的行為和情緒狀態，也可以評估客戶是否需要改善自律神經系統功能，同樣重要的是，這種干預在多重迷走神經理論上，是否是成功的。在療程前後進行檢測的可能性，引起了他們的興趣。

我告訴他們有關我從事身體療法的工作，以及前述由波吉斯、科廷罕和萊昂所進行的研究。我提出了一個可能性，即心理學家可以讓客戶自行用雙手完成動作，來促使他們的自律神經系統產生變化，使其從慢性脊椎交感神經或背側迷走神經活動狀態轉變為社交參與狀態。

假如史蒂芬．波吉斯的「迷走神經煞車」可以發揮作用——假如心理學家能夠讓客戶的腹側迷走神經正常運作，「煞住」交感神經或背側迷走神經的活動及其有害後果——這對客戶的行為、情緒和想法會產生什麼影響？

由於迷走神經腹側分支能抑制背側迷走神經或脊椎交感神經的活動，因此，促進腹側迷走神經狀態，對於解決經常被診斷為壓力或憂鬱的狀況也許非常有效。

雖然我在診所裡是透過徒手療法將客戶引入社交參與狀態，但我認為，一位了解多重迷走神經理論的心理學家，可以利用其原理教導客戶用自己的雙手達到類似的效果。這種方法還可以讓客戶在療程結束後，在需要時能夠自行調節自己的自律神經系統。

這就是基本練習的起源（關於這個簡單練習的說明，請參見第二部，二八〇頁）。

這是我初次教授這個練習，我自然很好奇它是否有效。這個小組裡大約有六十位心理學家，其中半數在練習前被檢測出有迷走神經功能障礙（在練習期間，他們的夥伴從未觸碰他們）。在用自己的雙手為自己治療之後，他們全部顯示腹側迷走神經功能恢復，而改變自律神經系統的過程，只花了幾分鐘的時間。

研習會結束後，我收到一位心理學家的電子郵件，她說現在每次療程開始時，都會為客戶做檢測。如果他們有迷走神經功能障礙，她會教他們如何進行這個練習。之後當她再次檢測時，他們都顯示出腹側迷走神經功能正常，這個練習顯然成功地讓她的患者進入了社交參與狀態。然後她會進行慣常的語言心理干預。她寫道，她對客戶獲得的改善結果感到非常興奮。

當我回到自己的診所工作時，我開始詢問患者是否有身體或心理問題。我會檢查他們的腹側迷走神經功能，然後教他們做基本練習。當他們做完一次之後，我再次檢查他們的喉嚨後部，每個人都顯示出腹側迷走神經功能良好。

若是我能幫助一半的患者達到腹側迷走神經狀態，我就會感到滿意，但我發現，我能夠幫助所有的患者。在接下來追蹤的八十五位客戶中，他們全部都有正面反饋。這對我來說是一個非常好的結果，讓我開始依賴這個練習。此外，客戶通常不僅在療程結束時給我很好的回饋，接下來幾週再次見到他們時也是如此。

自主檢測與觀察

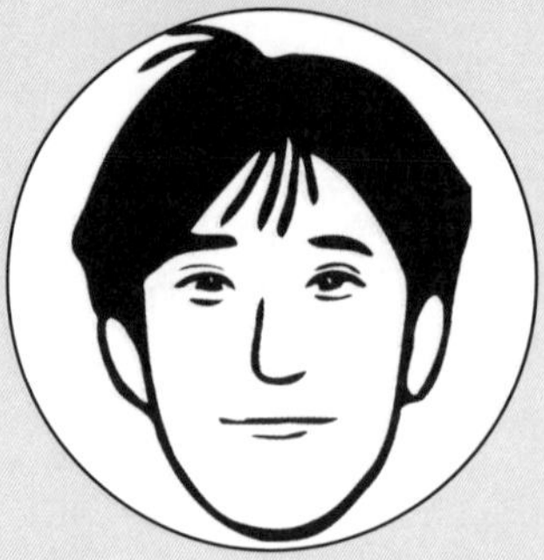

臉部表情的觀察

與他人眼神接觸時，觀察對方臉部中央三分之一區域（從眼睛下方到嘴巴上方之間）的自然表情。其細微動作是社交參與（或缺乏）和情感反應靈活性的指標。

● **處於壓力狀態下的人**

可能會用威脅的方式看待對方，態度可能具攻擊性。他們也許沒在聽我們說話，但容易對某個字或詞產生反應，突然發怒，並打斷我們說話。我們常需要糾正他們：「我不是那個意思！」

● **處於恐懼中的人**

會避免眼神接觸，或僅短暫地對視一下之後便立刻移開目光。他們的呼吸或許很淺，只抬起上胸部的肋骨，並且可能在吸氣後屏住呼吸。

● **處於憂鬱狀態的人**

會把頭向前傾或垂下，面無表情。他們動作緩慢，表示缺乏能量，而且沒有熱情，不願意交談。憂鬱的人在做事或說話之前，有時會先呼氣或嘆氣。

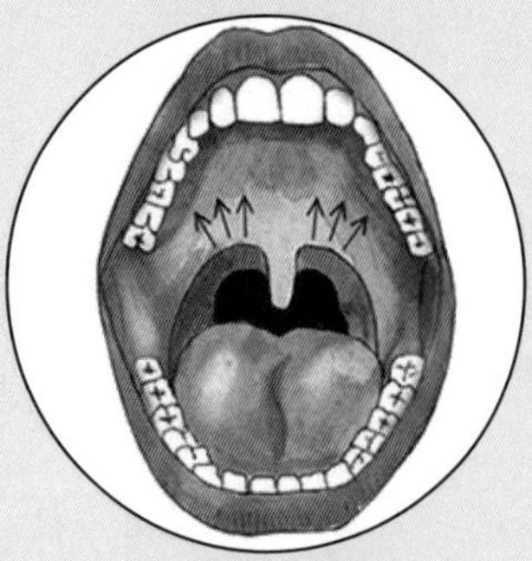

迷走神經咽喉分支的簡單檢測

1. 請受試者舒適地坐在椅子上，然後站在他面前，請他張開嘴巴，使你能夠看到喉嚨後部。你需要看到懸雍垂和兩側的弓狀軟組織。
2. 請對方發出「啊．啊．啊．啊」的聲音，同時觀察懸雍垂兩側的弓狀結構。這些聲音應該是長而拖延的「啊——」，否則無法產生預期的效果。
3. 如果對方發出「啊」的聲音時，這些肌肉會以明顯的推動力對稱地收緊，均勻地提起軟顎的弓狀結構，則表示左右兩側的腹側迷走神經咽支功能都良好。
4. 如果對方說「啊」的時候，有一側軟顎的弓狀結構不會被提起來，便表示該側的腹側迷走神經咽支功能不佳，神經脈衝就無法支配該側的顎帆提肌。

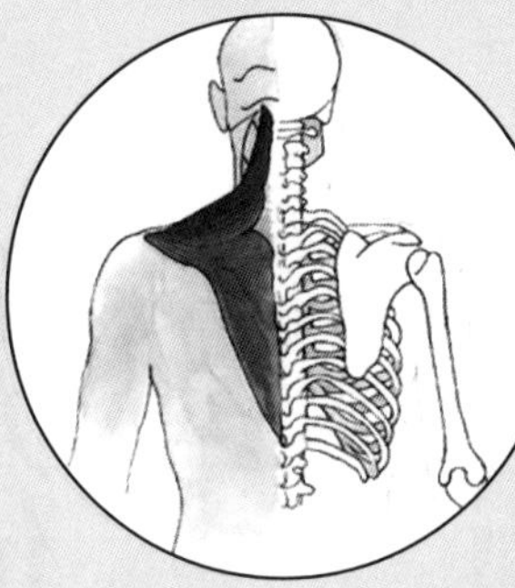

肩頸問題的斜方肌擠壓測試

1. 首先，請用拇指和食指輕輕捏住測試者肩膀兩側的斜方肌。
2. 如果輕輕、慢慢地捏住，應該能夠將它從下方的肌肉中稍微提起來。
3. 比較肩膀兩側的斜方肌張力。兩側的感覺是否相同，還是其中一側比較硬？通常的狀況是，一側是柔軟且有彈性的，而另一側不是。
4. 問問你所測試的人：「當我捏的時候，兩側的感覺是否相同，還是有差別？」如果對方回答感覺不同，再問：「哪一側比較緊繃？」
5. 如果兩側之間存在差異，則可視為是第十一對腦神經功能失調的跡象。

—第五章—

全方位改善神經功能障礙

一般來說，西方的醫療方法主要是生化或外科手術。如果因為健康問題去看醫生，醫生會聽取我們對問題的描述。在身體檢查和／或實驗室檢測之後，醫生通常會做出診斷，開處方藥，有時還會建議進行手術。

如果我們患有氣喘，醫生會開氣喘藥；如果我們有偏頭痛，他們會開偏頭痛藥；如果我們有消化問題，他們會開具特定藥物來幫助消化道的特定部位。一應俱全的藥房提供多達數千種藥物以便對症下藥。

然而，在傳統方法中，醫生也許忽略一些可能。例如，**自律神經系統的功能障礙可能是自閉症、偏頭痛、慢性阻塞性肺病和其他許多健康問題的共同因素**。

愈來愈多的人意識到共病的存在，而不是專注於用一種藥物治療一種診斷結果或病症。**共病是指一個或多個疾病或病症與主要疾病或病症同時發生，這些額外的病症可能是行為或心理上的**。

自律神經系統監控和調節內臟器官的功能，是決定情緒狀態的主要因素之一。然而，醫生通常不會檢測其功能；他們一般不會考慮自律神經系統是可能的影響因素，也沒有接受過不使用處方藥便能改變自律神經系統狀態的相關訓練。

我在實務上陸續發現，幫助迷走神經腹側分支正常運作，往往能消除或減輕許多健康問題的嚴重性，進而減少對處方藥的需求。

我相信**這些神經的功能障礙是許多對生活造成負面影響的生理和行為問題的根本原因**。我邀請你在閱讀本書後，更深入地探討這種方法。無論你是普通人、醫療專業人士還是身體治療師，我相信你會發現這些概念和技法與我在實作中發現的結果一樣有效。

不再「百憂解」——多重迷走神經理論的應用

許多人關注壓力的負面影響，而沒有意識到迷走神經背側分支長期活躍所引發的問題。背側迷走神經活躍的特點包括體力不足、低血壓、暈倒、慢性阻塞性肺病患者因呼吸道收縮導致的呼吸困難，以及常被診斷為纖維肌痛症的慢性全身肌肉和關節疼痛。

如第二章所述，慢性背側迷走神經活動也是憂鬱、社交孤立、無助和絕望感、冷漠、缺乏同理心、難過和哀傷的因素，以及某些創傷後壓力症候群和許多焦慮症病例的因素之一。

在多重迷走神經理論出現之前，沒有足夠的生理模型供我們理解這些常見問題的本質。多重迷走神經理論中對自律神經系統的新認識，為我們提供了一個理解這些功能障礙背後神經因素的生理模型。改善迷走神經腹側分支的功能，為治癒由慢性交感神經系統啟動或背側迷走神經功能障礙引起的諸多健康問題，開啟了新的可能性。

史蒂芬・波吉斯闡明了自律神經系統如何在精神、身體和情感上影響我們。他提出生理狀態，例如自律神經系統和荷爾蒙濃度，在決定我們的心理狀態及行為中具有影響力。如果我們希望改變自己或他人的心理狀態和行為模式，解決方案可能就是改變自律神經系統的狀態。

史蒂芬・波吉斯的理論，具有開發和施行許多新療法的潛力。或許我們可以不再需要過度依賴昂貴的抗憂鬱藥物或其他情緒增強劑，因為藥物往往無法達到預期效果，而且在某些情況下會有嚴重的不良副作用。⑪

■ 延續史蒂芬・波吉斯的成功

在我遇見史蒂芬・波吉斯之前的十五年裡，我一直使用生物力學顱薦椎療法，這是一種以徒手操作改善腦神經功能的方法。生物力學顱薦椎療法包括對腦神經功能的檢測，以及消除顱骨縫（骨骼接合處）限制的技法，以改善腦神經功能。

自二〇〇二年遇見史蒂芬·波吉斯之後，我參考亞蘭·吉欣的幾種技法，發展出一套顱薦椎療法方案，這些技法通常能夠確立迷走神經腹側分支及其他四種對社交參與極為重要的腦神經的正常功能。我已經將這套方案教授給五百名以上丹麥和挪威的治療師，而且，這些技法已被證明在調節他們客戶的自律神經系統方面非常成功。在許多情況下，正面的成果令人驚喜，而且沒有不良副作用。

我非常希望能夠將這些知識傳授給所有感興趣的治療師。然而，這些技法通常是在小班制的課堂上，由老師直接傳授給學生。學生需要很長的時間才能學會和掌握這些技法。

當我開始寫這本書時，我的第一個想法是介紹多重迷走神經理論，然後描述如何施作這些技法。

然而，透過書籍來傳授這些高級技法是一項重大的挑戰，尤其是對於沒有顱薦椎系統相關技能或知識的人。

⓫ 一項關於抗憂鬱藥療效的系統性評估指出，比起心理治療、運動、針灸和放鬆等替代療法，或如偽針灸或非針對憂鬱症的治療等積極干預的對照組，未能證明抗憂鬱藥更為有效。

因此，我研發了一些能夠達到相同效果的新練習和徒手技法。我選擇這些練習和技法的標準是，它們必須能有效改善大多數人神經系統的社交參與功能，且必須易於學習和易於操作。我很幸運擁有準確的直覺——我在這本書中介紹的練習和徒手技法，實際上確實能夠讓大多數人進入社交參與狀態，而且大多數人都能輕鬆地從這本書裡學會這些技法。

■每個人都能從這些練習中變得更好

這本書主要是為一般大眾——不僅限於醫療專業人士——以及那些在現有治療方式中未能找到滿意解決方案的人而寫。這本書也可以成為心理學家、精神科醫生、徒手身體治療師、醫生和其他尋求新方法來促進客戶正面改變的醫療從業人員的資源。這種方法可以用來替代或補充其他類型的療法。

許多人難以負擔不斷上漲的醫療費用，或者希望避免藥物可能帶來的不良副作用。本書中的技法和練習是一種安全且經濟的自助形式。一旦你購買本書，這些治療方法就是免費的！

警告：如果你正在服用醫生開的處方藥，且希望減少劑量或完全停止服藥，請向你的醫生諮詢後再進行此程序。在沒有諮詢醫生的情況下，請勿擅自改變劑量或停止服藥。

這些練習絕不能取代醫生的醫療護理，但我希望它們能幫助你變得更健康。

多重迷走神經理論的療癒力量

許多健康問題，部分是由迷走神經功能障礙引起的。以下是我成功治療特定問題——包括呼吸困難（如慢性阻塞性肺病）、偏頭痛和自閉症類群障礙——的案例故事。

這些故事可以讓你了解，多重迷走神經理論在健康照護中開啟的可能性。本書後半部分，我將介紹其他更廣泛的生理和心理問題案例，包括壓力、憂鬱症和各種精神疾病。我根據自己對多重迷走神經理論的理解處理這些案例，包括使用我研發的恢復腹側迷走神經活動狀態的徒手技法。

我並不鼓勵讀者依賴治療師的治療，我為這本書研發了非常簡單、且能達到相同效果的自主練習。未經訓練的讀者可以透過仔細消化這些頁面中的資料，來學習大部分或全部的自主練習。這些治療方法既有效又安全，你可以利用這些練習和應用這些技法來獲得類似的正面結果，能幫助自己也能幫助他人。

如果你是在臨床環境中的治療師，你可以先檢測對方的自律神經系統，然後示範並教授自主練習。之後，你要再次檢測以確保預期的改變已被實現。若有必要，也可以建議客戶在未來使用這些自主練習。

緩解慢性阻塞性肺病和橫膈膜／食道裂孔疝氣

儘管許多人直到最近才聽說慢性阻塞性肺病，但它是全球最常見的非傳染性健康問題之一。慢性阻塞性肺病是一種疾病狀態，其特徵是呼吸道長期不順暢、呼吸急促和咳嗽。患者無法進行體力勞動，而且呼吸困難的情形只會愈來愈嚴重。

目前認為，慢性阻塞性肺病有許多原因，包括吸菸和暴露於環境毒素中，身體對此的反應是產生過多纖維，這些纖維會阻塞細支氣管和肺部的呼吸道。這種呼吸道的阻塞被認為是呼吸困難的原因。

慢性阻塞性肺病的患者，往往無法保持積極的工作狀態和維持從前的生活方式，因此在財務方面難以提前規劃，他們通常也難以維持工作以外的活動程度，因而導致生活品質下降。

雖然類固醇和吸入器可以暫時改善呼吸問題，但藥效一過，問題就會復發。況且，長期使用吸入器和類固醇通常會有不良副作用，一般只建議短期使用。此外，全球的慢性阻塞性肺病患者大多無法負擔吸入器和類固醇，因此無法得到這些治療。最重要的是，這種疾病目前沒有已知的治療方法，病情只會逐漸轉壞，直到患者去逝。

慢性阻塞性肺病通常會隨著時間而惡化，直到有限的呼吸功能無法維持生命。因此，慢性阻塞性肺病患者的預期壽命會減少。全球有三點二九億人患有慢性阻塞性肺病，將近總人口的五%，但由於存在未經診斷的情況，實際患病率可能更高。二〇一二年，慢性阻塞性肺病是全球第三大死因（僅次於心臟病和癌症），死亡人數超過三百萬人。

儘管每年投入數兆美元在醫學研究上，我們仍然無法成功治療這種普遍流行的疾病，這怎麼可能呢？我們是否在錯誤的地方尋找答案？據我所知，到目前為止，慢性阻塞性肺病還沒有已知的成功療法。

也許有一些不依賴藥物或手術的解決方案。根據我在以下案例中的成功經驗，我開始相信**許多慢性阻塞性肺病的根本問題來自於自律神經系統功能障礙**。利用多重迷走神經理論的見解成功解決，慢性阻塞性肺病，或許是一個很好的範例。

醫生和醫院所做的檢測比以往更加複雜和昂貴，但他們通常忽視對自律神經系統功能的評估。這令人遺憾，因為它可以快速且平價地篩檢腹側迷走神經的功能，對身體的許多功能也都有影響。

恢復迷走神經的功能，是我成功治療慢性阻塞性肺病的關鍵因素。在我的診所裡，我已經能夠幫助大多數被診斷為慢性阻塞性肺病的患者改善他們的呼吸，儘管醫學界普遍認為沒有醫療方法能夠有效改善一個人的機械通氣（mechanical ventilation）。

藉著改善自律神經系統，我能夠幫助各種慢性疾病患者，這些疾病無論是經由對抗療法還是替代療法，都沒得到有效治療。儘管我處理過許多不同類型的健康問題，但我特別高興的是在幫助慢性阻塞性肺病患者改善呼吸能力方面取得的成功。將我的徒手治療和他們自己的自主練習結合在一起，便能改善他們的呼吸能力，進而增加血氧攝取量。

■ 慢性阻塞性肺病和橫膈膜／食道裂孔疝氣案例研究

儘管我的診所沒有精確測量肺活量的設備，但我有一位被診斷為慢性阻塞性肺病的客戶，他在開始治療前和接受我七次治療後都在醫院做了測量。

他的肺活量（肺功能檢測）從七〇％提高到一〇二％（肺活量是與同齡組其他人的平均值相比來測量的，並根據體重校準。一個人的肺活量可以超過同齡人的平均值，經過校準後可以超過百分之百）。

我的診所在哥本哈根一處宜人的老社區裡，這棟樓沒有電梯，我的辦公室在二樓。有一天，我正在等待一位新客戶，一位四十四歲的男士，他有呼吸困難的問題。他之前在電話中告訴我，他被診斷患有慢性阻塞性肺病。

當我聽到敲門聲時，我打開門，看到他在樓梯間，一隻手緊緊抓住欄杆，快速喘氣，用力呼吸。他說，在上樓的過程中，他必須停下兩次來喘氣。

在這個問題出現之前，這位男士的身體狀況非常好。他積極參與各種運動，而且特別熱愛越野滑雪。他和兩個孩子剛從瑞士阿爾卑斯山的滑雪假期回來，但這次他沒能滑雪，他只能坐在餐廳的露台上，裹著毯子，看著孩子們滑下斜坡。

他告訴我，他的肺部掃描中有好幾大片白色區域，表示纖維增生，醫生告訴他，這些纖維是他呼吸困難的原因。

我無法否認掃描中存在白色區域的事實，但我不完全認同這些纖維是他呼吸困難的唯一原因。我認為他的問題在於肌肉骨骼：如果我能讓他的肋骨和呼吸橫膈膜更正常地運動，我相信即使掃描和X光片仍顯示存在那些多餘的纖維，他的呼吸也會改善。

根據多年的臨床經驗，我開始懷疑，**當內臟器官（在這個案例中是肺部）出現功能障礙時，部分原因可能來自作用於該器官的自律神經系統神經功能障礙**。迷走神經的腹側和背側分支，以及交感神經系統，都支配著心臟和肺部。背側迷走神經還為延伸至橫膈膜以下內臟器官的迷走神經提供了主要路徑。

迷走神經的背側分支會使細支氣管收縮，減少氣流。而與壓力相關的交感神經系統會擴張細支氣管，允許最大的氣流通過。所以，當迷走神經的腹側分支正常運作時，細支氣管會放鬆，允許足夠的氣流進出肺部。

在開始治療這位呼吸急促的越野滑雪愛好者之前，我問他在呼吸時感覺到哪裡在動？他回答，他在吸氣時上胸部會抬起，呼氣時放下。我能看出他所描述的情況——他幾乎在喘氣，呼吸淺而快，而且集中在胸部上方。

然而，這種胸部運動並不是由呼吸橫膈膜的抬升引起的，而是由頸部和肩部的肌肉收緊、抬起上胸部的肋骨所致。隨著時間的推移，這些緊繃使他的頭部前傾（後面會有詳細說明），進一步限制他的呼吸。

我站在他身後，輕輕地把雙手放在他胸部下緣兩側，感受他最下方兩根肋骨是否有任何運動。當橫膈膜正常運作，在吸氣時會收緊，向下推動，並使下方的兩根肋骨向側邊擴張。但這位男士右側的肋骨只有微量的側向運動，左側則沒有檢測到任何的側向運動。

我喜歡讓客戶參與評估自己呼吸的過程，注意胸部和腹部運動的部位。然後，他們可以評估我的治療是否帶來了正面變化。

我向這位客戶示範，如何在吸氣時感受他胸部不同部位的運動。我問他是否能感受到肋骨向兩側的運動。他說他完全感覺不到任何運動。

我檢測他迷走神經腹側分支的功能（我在第四章裡描述過如何進行這項檢測）。不到三十秒的時間，我就確定他的迷走神經腹側分支功能失調。透過基本練習來恢復迷走神經腹側分支的正常功能，能否改善他的呼吸呢？

我請這位客戶仰躺在按摩床上，教他如何做基本練習（參見第二部，二八〇頁）。這位越野滑雪愛好者的呼吸立即得到改善；他的呼吸變得更慢、更深且沒有壓力。他的肋骨在吸氣時向兩側擴張——他自己也能感覺到。

對於一個患有慢性阻塞性肺病、呼吸困難的人來說，這是一個重大的改善。我再次檢測他迷走神經腹側分支的功能，發現它現在運作正常。

醫生和研究人員通常使用肺量計檢測肺活量。然而，當人們知道自己正在接受檢測時，往往會緊張，導致身體緊繃並限制呼吸。

我比較喜歡從功能性來評估呼吸狀況。我首先觀察到這位客戶在爬一層樓梯時非常困難，這表示他在日常生活中的呼吸功能已經受到損害。

治療後，我的客戶看起來放鬆了許多。當他站起來時，我可以看出他的呼吸變得更深、更慢，氣色也變得更好。他告訴我，他感覺好多了。包括檢查、一回合的練習和再次檢查，總時長不到六分鐘，相當不錯。

我的下一個目標是進一步改善他呼吸橫膈膜的運動。他右側肋骨的側向運動增加了，但左側下部肋骨的側向運動仍然幾乎察覺不到。比較他的右側和左側，我明顯感覺到左側有某些東西在干擾他的橫膈膜運動。根據我治療的經驗，我懷疑這可能是由橫膈膜／食道裂孔疝氣引起。

什麼是橫膈膜／食道裂孔疝氣？胃部位於腹部左側，通常在呼吸橫膈膜的下方。食道是一條彈性肌肉管，連接口腔後部和胃的頂端，經過呼吸橫膈膜上的一個圓形開口（裂孔）。迷走神經腹側分支支配食道的上三分之一，允許其肌肉纖維改變長度，來提升或降低胃。不過對於橫膈裂孔疝氣，典型的醫學理解並不考慮迷走神經的作用。

如果迷走神經功能良好，食道能夠放鬆和伸長，使胃隨著吸氣時橫膈膜的收緊而稍微向腹部移動。在理想的情況下，當橫膈膜沿著食道自由升降時，胸腔內的內容物會保持在胸腔裡（橫膈膜上方），而腹部的內容物則保持在腹腔裡（橫膈膜下方）。然而，在迷走神經功能產生障礙的情況下，食道的上三分之一會收緊和縮短，將胃拉向呼吸橫膈膜的底部（見附錄第十頁的圖17「胃2」）。

在極端情況下，**食道可能會非常緊繃和縮短，將胃拉向橫膈膜，迫使其開口擴大，並將部分的胃拉入胸腔。這種情況叫做裂孔疝氣（hiatal hernia）**。「hiatus」的意思是「裂縫或中斷」，而「hernia」指的是組織開口處的突出。

除了主要的呼吸困難症狀，裂孔疝氣患者常常還有胃酸逆流的情況。當胃酸往上跑而灼傷食道或喉嚨後部時，就是胃酸逆流，也叫做胃食道逆流或胃灼熱。其他症狀包括飯後的腹脹感，以及偏好少量多餐，而不是一般的每日三餐。

正常呼吸會牽引橫膈膜上下移動（請參見第一七三頁的「橫膈膜呼吸」）。在氣喘和慢性阻塞性肺病等呼吸困難的情況下，我發現食道縮短是干擾正常呼吸的因素之一——事實上，我相信這是許多呼吸障礙的關鍵原因：胃被拉入胸腔時，橫膈膜在吸氣時無法自由下降。

在我使用基本練習來治療迷走神經，然後使用內臟整骨療法的技法來伸展和放鬆食道後，呼吸困難便立即消失，患者可以毫不費力地深呼吸。這通常就是患者真正需要的一切！

治療橫膈膜／食道裂孔疝氣

以下是用於治療裂孔疝氣的整骨內臟按摩技法。就簡單的自助練習而言，它的效果很好。

首先，我會指導客戶如何進行基本練習（請參見第二部，二八〇頁）。然後，我用一種簡單的整骨技法將他們的胃往下拉，並伸展（延長）和放鬆食道。我通常會教他們如何自己操作。我用這個方案幫助過許多被診斷患有氣喘、肺纖維化和呼吸急促的病人。

胃位於腹部左側，剛好在肋骨下方。把一隻手的指尖輕輕放在你認為的胃部頂端；胃是柔軟但可以觸摸得到的。如果你慢慢地、輕輕地將指尖深入腹部肌肉，你應該可以感覺到胃，但你只需感覺到胃的表面。在任何情況下，你的動作都不應該引起疼痛。如果對方感覺到疼痛，應該立即停止。輕輕地將胃往下拉，直到你開始感覺到阻力——通常只需拉一・三到二・五公分（見圖1）。在稍有阻力的那一處停留，直到食道放鬆。你可以試著把胃向下推，使食道伸長，但實際上不需要施加任何力量。如果把手指放在胃的頂端，就是在向神經傳遞訊號，使食道伸長，胃下降到腹部，為吸氣時橫膈膜的下降騰出空間。

這一刻的放鬆通常會伴隨著舒嘆一口氣或吞嚥，此時會感覺到，肌肉對胃被拉下的阻力似乎消失了。這時候，對方馬上能夠呼吸得更輕鬆、更深。

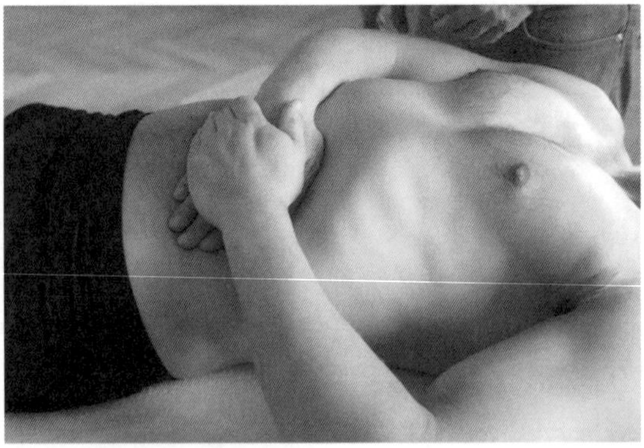

圖1. 治療橫膈裂孔疝氣

我指導這位特別的客戶進行這個簡單的自助技巧，**藉著輕輕地將胃向下拉，使食道能夠伸展，更不受拘束地呼吸。隨著食道的放鬆，他的胃可以移動到更低、更適當的位置，也就是呼吸橫膈膜下方二・五至五公分的腹部。這樣橫膈膜就能自由地上下移動，正常地在食道外表面滑動。**

由於吸氣時有足夠的空間讓橫膈膜下降，下肋骨也能向兩側擴展。他的呼吸變得更深且明顯地減緩，每次呼吸時交換的空氣量也增加了。

現在進行功能檢測：我辦公室門口的平台在街道上方一層樓處，我請我的客戶走到樓梯頂端，也就是再往上四層樓，然後回來。當他回來時，雖然他仍在喘氣，但呼吸更深了。

他微笑著說：「我一路跑上去又跑下來，一次都沒停過。」這是一個在做療程之前，連爬一層樓梯都需要停下來喘氣的人。

這位客戶偶爾來我這裡繼續療程。除了治療他的裂孔疝氣之外，我們還處理了其他可能妨礙呼吸的內臟器官緊繃問題。他繼續進行基本練習、裂孔疝氣的自助技巧和其他內臟按摩技法，我也給了他一些運動練習。

十二週後，他能夠和曾經贏得丹麥全國鐵人三項冠軍的兄弟一起騎自行車好幾個小時。當我最後一次與他交談時，他的呼吸持續改善，並計畫與兄弟一起到瑞士山區騎自行車。距離他到我這裡開始接受治療，只有六個月的時間。

當這位男士再次接受醫學掃描時，他的肺部仍然有白色區域，表示纖維依然存在。這些纖維確實降低了肺組織吸收氧氣的效能，卻似乎並未阻礙他的呼吸。但由於他的肺活量大幅增強，所以現在他能夠比許多運動員表現得更好。

我認為慢性阻塞性肺病的治療，大多使用了錯誤的方法，未曾考慮到有一部分問題可以追溯到迷走神經的功能失調。我相信，**慢性阻塞性肺病往往牽涉到缺乏腹側迷走神經活動，因而導致背側迷走神經活動未受到抑制**。

背側迷走神經會使細支氣管收縮，令空氣難以進入肺部。這種收縮對於停滯狀態來說是合適的，例如鱷魚吃了一頓大餐之後必須靜止不動，才有利於消化。然而，如果這種收縮失去控制，對於試圖在日常生活中正常運作的人類來說，就會是個問題。

使用基本練習（見二八〇頁）來啟動腹側迷走神經的功能，可以讓人們脫離背側迷走神經的停滯狀態，使細支氣管不再收縮。

這個基本練習結合食道伸展，只需要幾分鐘的時間，不需要處方藥物，而且立即見效，沒有不良副作用。

對我來說，這證明慢性阻塞性肺病成因的解釋並不全面。我治療的那位男士帶來了顯示他肺部白色區域的X光片和掃描圖，並被告知這些區域是造成呼吸阻礙的纖維。假如接受我的治療十分鐘之後他便能夠正常地呼吸，那麼，他的呼吸被纖維所阻礙的說法並不成立——或者至少可以說，這不是唯一的解釋。

對於這位患有慢性阻塞性肺病的男士來說，**改善他的腹側迷走神經功能，將頭部的前傾錯姿調整回來，並使他的呼吸橫膈膜放鬆、功能得到改善，這些都增進了他的肺活量**。這一點已經透過醫院檢測而確認。

橫膈膜呼吸

良好的橫膈膜呼吸是社交參與的重要元素。我在診所觀察到的每一位處於壓力或背側迷走神經活動狀態的人，他們的呼吸模式都是紊亂的。

正常的呼吸應該包括橫膈膜的上升和下降運動。為了評估是否正常運作，我會輕輕地將手放在客戶胸部兩側，位於最後兩根肋骨的高度。如果有橫膈膜呼吸，我會感覺到兩側下方肋骨的橫向運動。然而，如果有橫膈裂孔疝氣，我可以感覺到右側有橫向運動，但左側幾乎沒有。

當我們吸氣時，倘若呼吸橫膈膜無法正常下降，我們會尋找替代方法來為擴張的肺部騰出空間。

一個相當常見的方法是抬起肩膀和上肋骨，這叫做「高肋式呼吸」。這種呼吸模式與恐懼、焦慮和恐慌的情緒有關。

另一種常見的非橫膈膜呼吸模式，是利用腹部肌肉吸氣。有時候，當我們發生典型的呼吸急促時，腹部會脹大、柔軟而鬆弛。由於腹部的肌肉太柔軟，因此當它們鬆弛時，腸道會下沉，拉動肺部向下。有時人們稱之為「腹部呼吸」，並將其解釋為一個好的徵兆，因為他們看到氣息進入腹部。然而，這並非正面地收緊呼吸橫膈膜，這樣呼吸的人往往在吸氣時收緊腹部肌肉，以致他們的腹部肌肉摸起來很硬。這種呼吸模式與憤怒有關。

在理想情況下，腹部和胸部應該同時有節奏地擴張和收縮。下方的兩根肋骨（第十一和第十二根肋骨）在擴張時會向側面、向下和向後移動。往上數五根肋骨（第六至第十根肋骨）會向兩側擺動，這種橫向運動類似於「桶柄」的動作。再上面一組肋骨（第五至第一根肋骨）則會隨著胸骨一起垂直地往上抬起，這種運動叫做「幫浦柄」。

假如橫膈膜失去最佳張力，那麼整個肌肉骨骼系統也會失去適當的張力，我們容易顯得委靡不振，並表現出停滯和憂鬱行為的呼吸模式。

另一方面，假如我們讓橫膈膜緊繃並且往腹部的方向推，我們的身體和呼吸就會像處於憤怒狀態一樣。

迷走神經具有感覺和運動纖維，這些纖維與呼吸運動相互影響。在迷走神經的呼吸分支中，感覺（傳入，即向內傳遞）神經纖維的數量是運動（傳出，即向外傳遞）神經纖維的四倍，而且這些纖維會不斷地監測呼吸橫膈膜的功能。

為了促進放鬆和高效能的呼吸，維持腹側迷走神經運動纖維的功能正常是必要的。假如呼吸橫膈膜無法正常運作且在吸氣時無法下移，我們就會使用由脊椎交感神經鏈或背側迷走神經迴路活化的肌肉，那麼，這種未能正確使用橫膈膜的呼吸模式，將透過感覺神經纖維傳達出我們受到威脅或處於危險之中的訊息。這個例子顯示出，感覺分支如何影響我們自律神經系統的狀態。

肩痛、頸痛和頭痛——第十一對腦神經，斜方肌和胸鎖乳突肌

除了是五對「社交參與」神經之一，第十一對腦神經（「脊髓副神經」）還有一個特殊的肌肉功能，它支配位於頸部和肩膀的兩塊大肌肉：斜方肌和胸鎖乳突肌（見附錄第五頁圖9「斜方肌」和圖10「胸鎖乳突肌」）。這兩塊肌肉是臉部和頭部以下唯一不由脊神經支配的骨骼肌，如果它們之中有任何一個長期緊繃或鬆弛，在按摩治療和運動訓練時，它的反應會與身體的其他肌肉不同。

肩膀問題是最常見的肌肉骨骼問題之一，**第十一對腦神經的功能失調，常常導致頸部及肩**

膀的疼痛和僵硬。有時候，光是透過基本練習去改善第十對和第十一對腦神經的功能，就足以消除這些區域的疼痛或活動受限。

做完練習後，我們或許想試著用其他方法治療因為這些肌肉引起的其他問題，請參見第二部裡的偏頭痛自助療法（見三〇一頁）。對大多數人而言，進行基本練習（見二八〇頁）似乎也能立即改善對社交參與來說，極為重要的所有五對腦神經功能。

現在把焦點拉回斜方肌和胸鎖乳突肌。**我們注意到第十一對腦神經功能失調和／或斜方肌與胸鎖乳突肌缺乏適當張力，除了頭部及肩膀的疼痛和僵硬之外，還牽涉到許多其他健康問題，包括偏頭痛、頭部前傾錯姿、呼吸困難、慢性脊椎交感神經鏈活化、慢性背側迷走神經狀態，以及壽命縮短**。

斜方肌和胸鎖乳突肌也是決定脊椎形狀和健康的重要因素。再者，一側胸鎖乳突肌的長期緊繃，真的可以改變後腦勺的形狀，因為肌肉對顳骨（耳朵後方的顱骨板）的持續拉扯，會使頭部的一側變平。我在治療過的每個自閉症類群兒童中，都觀察到了這種後腦勺變形（見二六七頁扁平後腦復圓術）。將頭部轉向任一側應該是一個平穩、協調的動作，不會停頓或痙攣，而且保持在一個平滑的曲線上，頭部應能轉動九十度或再多一點點。

人們經常抱怨將頭轉到某一側時，頸部和肩膀的活動範圍縮小、僵硬或疼痛。如果疼痛或僵硬出現在頭部轉動方向的相反側，那麼肩膀問題最有可能是在頭所轉方向的斜方肌或胸鎖乳突肌。如果疼痛出現在與轉動方向相同的一側，問題就不在第十一對腦神經和斜方肌與胸鎖乳突肌，而最有可能是提肩胛肌的問題。

第二部有一組叫做「**火蜥蜴運動**」的練習（見二九六頁），可以改善頸部的側向運動能力。這個練習一開始可能會有些疼痛，但如果我們堅持不懈，就能增加活動範圍，改善第十一對腦神經的血流，並提升斜方肌和胸鎖乳突肌的功能。

提肩胛肌

我們可以利用基本練習和火蜥蜴運動來改善腦神經功能，並提升頭部左右轉動的靈活性。但這些運動可能仍不足以讓頭部完全自由轉動，因為頸部的許多肌肉也參與了頭部運動，若有任何一塊肌肉緊繃，都可能限制頭部轉動。

假如在轉頭時頭部感到疼痛，而且疼痛處與頭轉的方向同一側，那麼問題就不是出在第十一對腦神經、斜方肌和胸鎖乳突肌上。最有可能的原因是另一塊肌肉——提肩胛肌。在這種情況下，只處理第十一對腦神經、斜方肌和胸鎖乳突肌，可能無法消除所有的疼痛和僵硬。

珍妮·特拉維爾（Janet Travell）、大衛·西蒙斯（David Simons）和洛伊

斯・西蒙斯（Lois Simons）在他們的著作《筋膜疼痛與功能障礙：激痛點手冊》中，將提肩胛肌暱稱為「頸部僵硬肌」。這對肌肉沿著頸部的兩側，從上方的脊椎延伸到肩胛骨。

我發現直接按摩提肩胛肌可以帶來緩解，但效果只是暫時的——肌肉功能障礙很快就會復發。問題可能在於提肩胛肌的張力不足。因此，如果你希望效果更持久，湯姆・邁爾斯（Tom Myers）建議按摩棘上肌（沿著肩胛骨上方），以改善提肩胛肌的張力（見附錄第五頁圖⓫「棘上肌」）。

班傑明・希爾德提出另一種方法。他觀察到，將頸椎往側向彎曲，可以打開第一頸椎和第三頸椎之間的空間，減輕通往提肩胛肌的脊神經壓力。你可以嘗試火蜥蜴運動的前面部分（第一級，見二九七頁），將頭部向一側傾斜，來打開第一頸椎和第三頸椎之間的空間。

■ 恢復社交參與的重要部位——斜方肌與胸鎖乳突肌

斜方肌和胸鎖乳突肌的問題，不是只有疼痛、僵硬或偏頭痛等不適。這兩塊肌肉中的任何一塊出現功能障礙的人，通常在社交方面並不活躍，而且容易出現我之前所說「九頭蛇的頭」的所有問題（參見第一部的開頭，五十二頁）。**矯正這兩塊肌肉的功能，通常可以改善第十一對腦神經的功能，而且能恢復社交參與的狀態**。

由於這兩塊肌肉由腦神經支配，因此不同於身體中其他六百六十塊由脊神經支配的骨骼肌。其他任何肌肉的緊繃都可能引起疼痛、活動範圍縮限和僵硬。相較之下，胸鎖乳突肌和斜方肌的功能障礙，可能與一堆我們通常不會聯想到肌肉問題的嚴重健康問題有關。

斜方肌是一對薄而平的、梯形的表層肌肉，覆蓋著頸部、肩膀和軀幹的大片區域。它們起源於枕骨（頭骨後部的基底），並附著於肩胛骨的棘突和頸椎及胸椎（在頸部和軀幹）每個椎骨的棘突上。胸鎖乳突肌附著於顳骨的乳突尖端，位於頭骨的側面，緊靠耳朵後方。該肌肉分為兩個「肌腹」，沿斜前方向下包覆，一部分附著於胸骨頂端，另一部分附著於鎖骨的內側部分。這兩處肌腹附著於頭骨的不同位置，所以它們會以稍微不同的角度拉動頭部。此外，由於胸鎖乳突肌的胸骨和鎖骨肌腹附著於軀幹的不同位置，因此它們也有助於頭部的轉動。

兩側的胸鎖乳突肌可以比喻成馬的韁繩，讓騎士能夠控制馬頭的運動。騎士拉緊一側的韁繩，同時放鬆另一側。如果我們兩側的胸鎖乳突肌沒有慢性緊繃，頭部就能在頸部達成完美的平衡，它可以毫不費力地向右或向左轉動，沒有任何限制或疼痛。我們的頭部會自然地回到正前方的休息位置。

然而，**往往是某一側胸鎖乳突肌的某一肌腹出現緊繃，導致頸部僵硬，使得頸部向某一側轉動容易，向另一側轉動困難。因為胸鎖乳突肌由第十一對腦神經支配，所以這種僵硬通常是由第十一對腦神經的功能障礙引起，且幾乎總是與迷走神經的功能障礙同時發生。**

如果附著於胸骨的胸鎖乳突肌肌腹，在兩側對稱地緊繃，會使頸部變短、變粗，並將頭部向前拉動，這種情況叫做「牛頸」。如果附著於鎖骨的胸鎖乳突肌肌腹部對稱地緊繃，會將頭向後拉動，使頸部變細變長，這種情況叫做「天鵝頸」。

身體治療師中的先驅伊達・羅夫博士，在他的著作《羅夫療法》中提醒我們，斜方肌和胸鎖乳突肌構成了頸部肌肉的外環。在這外環內有許多較小的肌肉，這些肌肉幫助我們進行更精細的頭部運動，例如呼吸時幫忙抬起上肋骨，和協助吞嚥。

轉動頭部所需的肌肉張力與放鬆的複雜協調，需要精確的肌肉控制。這些控制方式被安排到我們的神經系統中，我們不需要思考其中運作機制。每當有東西吸引我們的注意時，我們會自動將視線集中在它身上。頭部的運動會跟隨眼睛的方向，然後身體會跟隨頭部的運動。眼睛會注視著感興趣的東西，並將其置於視野中央；接著，第十一對腦神經會支配斜方肌和胸鎖乳突肌的纖維，使頭部朝該方向轉動。

我們天生就具備協調眼睛、頭部和身體運動的能力。當嬰兒趴著的時候，假如前方的物體突然移動或改變速度，嬰兒的眼睛會專注於該物體並追蹤它的動向；先是用眼睛，然後是用頭部。我們對聲音的反應也是如此，如果有聲音引起我們的注意，我們會轉動頭部，使聲音位於兩個耳朵之間。所有動作都需要斜方肌、胸鎖乳突肌和其他肌肉的複雜協調。

■捕獵與逃命都需要——斜方肌和胸鎖乳突肌的運作

獵豹是地球上速度最快的哺乳類動物，能夠以時速六十哩（將近時速一百公里）奔跑。獵豹的眼睛在這麼驚人的速度下，仍能緊緊盯著牠所追捕的動物。第十一對腦神經使獵豹能夠轉動頭部，牠的身體也會隨著頭部轉動而動作。

被獵豹追逐的羚羊會尋找便於逃脫、避免撞到任何東西的空曠區域。當牠的眼睛找到這樣的空間時，牠的頭部會轉向眼睛的方向，身體也會跟著動作。

雖然羚羊的速度不及獵豹，但牠具有一個優勢：如果牠直線奔跑，很容易被捉住，但由於羚羊的身體輕盈、四肢纖細，牠在轉彎時的動作可以更快。因此，為了避免被獵豹捉到，羚羊會左右急轉，以Z字形奔跑，而獵豹無法像羚羊一樣迅速地急轉。因為擁有優異的敏捷度，所以一隻健康的成年羚羊通常能夠在追逐戰中倖存。羚羊還有更好的耐力，可以跑更長的時間，最終得以甩開追趕的獵豹。

當獵豹、獅子、老虎等掠食者，在追捕獵物而未能立即捕獲時，會因為劇烈的運動而變得筋疲力盡，需要幾個小時恢復體力後才能再度嘗試。因此，在耗費力氣之前，獵豹會花時間觀察羚羊群，以挑選出一隻受傷、年老或躲在母親附近高草叢中的新生羚羊。在所有的小羚羊中，有一半在成年之前會成為掠食者的食物。

對掠食者和獵物來說，生存有一部分仰賴能夠輕鬆地轉動頭部，而負責這個動作的主要關鍵是斜方肌和胸鎖乳突肌——這兩者都由第十一對腦神經支配。

由於轉動頭部關係到生死，因此第十一對腦神經的結構必須高度發達、複雜，而且能夠精確支配這些肌肉的每一條纖維。

■ 嬰兒在爬行時使用斜方肌

斜方肌是人類早在嬰兒期最先使用的肌肉之一。當嬰兒用腹部趴著時，首先能夠進行的動作是用斜方肌拱起背部和抬起頭部。抬起頭之後，嬰兒可以使用胸鎖乳突肌轉動頭部並四處張望（見附錄第六頁圖⑫「趴著的嬰兒」）。

嬰兒發展的下一步是把頭部抬到夠高，足以讓手臂置於肩膀下方，支撐上半身的重量。有了這一步，嬰兒很快就能四肢著地。

在這個姿勢中，緊繃上斜方肌的纖維可以使脖子伸長並拱起，以抬起頭部，使臉朝向前方

（見附錄第七頁圖⑬「爬行的嬰兒」）。為了做到這一點，嬰兒必須平均緊繃三個部位斜方肌的所有纖維，用下斜方肌拱起下背部，用中斜方肌拉攏肩膀，並用上斜方肌抬起頭部，以及向後仰。

頭部能夠在頸椎上抬起和保持平衡，除了斜方肌，一部分也仰賴後頸部最大的肌肉——頭半棘肌。接下來，嬰兒便可以輕鬆使用胸鎖乳突肌轉動頭部。

在這個發展階段，嬰兒會以雙手和雙膝支撐身體的重量，動作很像其他的四腳哺乳類動物。不久之後，嬰兒便能夠開始向前爬行，先用一隻手臂向前，再用另一隻手臂向後移動。這種爬行時的非對稱手臂運動模式，需要非對稱地使用斜方肌。

當嬰兒四肢著地支撐身體時，手臂和大腿與軀幹呈九十度角。當嬰兒用手臂向下推時，會有相等的力量將手臂推回肩關節的球窩裡，肩關節中的本體感覺神經，可以向大腦報告手臂和肩膀的位置正確，而且處於平衡狀態。

■從爬行到站立——我們如何錯誤使用斜方肌

嬰兒在爬行時以四肢支撐身體的重量。從肌肉、骨骼和神經結構上來看，在這種運動中，人類與四足動物的身體結構是相同的。

我們生活在重力之中，重力總是拉著我們向下。當四肢著地爬行時，我們的體重大致均勻地分佈在四肢上，四肢用向上的力道來支撐我們的身體，這是一種穩定的結構。

當我們站起來用雙腿平衡時，必須以全新的方式運用肌肉和骨骼。此時肌肉和骨骼系統的張力平衡發生了完全改變。肌肉纖維中的肌肉張力不再是呈均勻的狀態，有些肌肉變得長期緊繃，有些變得鬆弛。然而在站立時，我們將沉重的上半身完全平衡在兩條腿和臀部之間的球窩關節上，這與四肢著地相比是最不穩的姿勢（見附錄第七頁圖⓮「站立的嬰兒」）。

以雙腿站立幾十年，可能會引發許多四足動物所沒有的問題。**大多數人隨著年齡增長，愈來愈容易出現頭部前傾的不良姿勢**（關於「頭部前傾錯姿」的健康問題，請參閱下一節）。

當我們開始以四肢著地爬行時，斜方肌會幫我們把頭部抬高。斜方肌的三個部分會像一塊單一肌肉一樣運作，所有纖維具有大致相同的張力。有些肌肉纖維會拉攏肩膀以支撐上脊椎，其他方向的肌肉纖維則用來使頭部抬起和向後仰。

但是當我們站起來的時候，三個部分的斜方肌不再是一個整體，它們不再像以前那樣被用來拉攏肩膀和抬起頭部。這些肌肉纖維不再被當成同一塊肌肉運作，而是依功能組織成三個單位——上斜方肌、中斜方肌和下斜方肌——這三組纖維開始以獨立的個體來進行運作。

因此，某一部分可能過度緊繃，而另一部分則可能過度鬆弛，這些狀況會反映在肩膀和脊椎的骨骼位置上（見附錄第五頁圖❾「斜方肌」）。

人類的脊椎形態與馬、山羊或長頸鹿有很大的不同。四足動物的一部分體重由前腿支撐，人類的手臂則自由地懸掛在肩關節上，不再有向上的力道將手臂推向肩關節的情況。

假如感到肩膀疼痛，我們常會問自己做了什麼導致疼痛——一定是提了重物，或是投擲東西，例如棒球，這些都是我們不常做的動作。

然而，**導致肩膀疼痛的不平衡、且被忽略的因素，可能是因為我們只用雙腿站立所引起的變化，而長期久坐在椅子上對我們的肌肉骨骼結構所造成的影響，更是難以估量**。難怪許多物理治療師報告說，他們最常治療的就是肩膀問題。

人類脊椎的缺點，會導致脖子僵硬、背痛和肩膀問題。當我們站立時，頭部和脊椎的關係與我們四肢著地時不同（見附錄第七頁圖14「站立的嬰兒」）。為了在雙腿上保持平衡，上斜方肌不再能夠有效地支撐頭部向上和向後，頭部因此容易向前傾。

中部斜方肌不再將肩胛骨向脊椎方向拉攏以保持身體的穩定，因此大多數人的肩胛骨會向下、向前並在身體兩側滑動。與四足動物深桶狀的胸部相比，人類的上胸塌陷，腹部凸出。如果一名演員擺出這種姿勢，那會是在扮演一個失去自尊的角色。

當下部斜方肌不再像四肢著地爬行時那樣運作，我們的脊椎會縮短，頭部會往前移動。這些變化不是因為肌肉緊繃增加，而是由於三個部分的斜方肌失去了平衡張力，無法像以前那樣對抗重力的持續拉力來抬起頭部。

因此，為了改善斜方肌的功能，我們需要刺激三個部分的斜方肌肌肉神經，以改善其肌肉纖維張力。我們可以用一個簡單的動作來做到，我稱之為「斜方肌扭轉運動」（參見第二部，三〇六頁）。

與大多數其他運動不同的是，這個運動既不伸展也不強化肌肉，它只是利用縮緊和放鬆肌肉緊繃度，來喚醒支配斜方肌的神經。過度緊繃的區域可以放鬆，而需要增加張力的區域則要加強緊縮。

■ 斜方肌緊繃度不均衡

上斜方肌、中斜方肌和下斜方肌纖維組之間，以及左右兩側之間的緊繃度總是存在差異，這些部分的緊繃度不均衡，會破壞兩個肩膀之間的平衡。**由於斜方肌附著在頸椎和胸椎上，因此左側與右側斜方肌之間的緊繃度不平衡會導致胸椎轉動、伸展、彎曲和側彎程度增加。這會改變胸腔內部空間，進而影響心臟和肺部的功能。**

在某些情況下，這種不均衡也會壓迫到從這些椎段出來的脊神經，影響它們所支配的器官。有些脊神經（第一到第四節胸椎）通往心臟，有些（第五到第八節胸椎）通往肺部，其他的（第九節胸椎及以下）則連接到各種內臟器官。

■胸鎖乳突肌緊繃度不均衡

左右兩側的胸鎖乳突肌是左右轉動頭部的主要肌肉，而胸鎖乳突肌的慢性或急性緊繃會導致頸部僵硬。有此問題的嬰兒在仰臥時，往往會將頭轉向同一側。隨著孩子的成長，這種情況可能會被診斷為斜頸（「歪脖子」）。

如果你檢查某個脖子僵硬者的後腦勺，可能會發現有一側是平的。假如是這樣，請參考二六七頁「扁平後腦復圓術」中的技法，它不僅可以放鬆緊繃的胸鎖乳突肌，也可以在一定程度上使後腦變圓，即使對成年人也是如此。

脖子僵硬通常伴隨著第一節頸椎，即寰椎（見附錄第十二頁圖20「寰椎」）的轉動，導致流向腦幹的血流減少。

就成年人來說，脖子僵硬可能表示第十一對腦神經功能產生障礙，如前所述，第十一對腦神經是社交參與所需的五對腦神經之一。因此，放鬆胸鎖乳突肌的緊繃通常會使我們更容易參與社交活動。

這項觀察結果並不新奇，我們發現有文獻可以追溯到幾千年前。《聖經》中有許多地方提到「硬著頸項」。《尼希米記》9:17 有一個例子說道：「不肯順從，也不記念你在他們中間所行的奇事，竟硬著頸項，居心背逆，自立首領，要回他們為奴之地。」

■第十一對腦神經的新面貌

轉動頭部是人體最重要且最複雜、也是嬰兒最早做出的動作之一，我們太熟悉這個動作，以至於不會刻意思考如何做到。

控制斜方肌和胸鎖乳突肌，需要許多個別的肌肉纖維進行協調性的緊繃和放鬆，而這個動作有賴於第十一腦神經的正常運作。

關於第十一對腦神經的解剖插圖，大多數都試圖在一幅圖中展示這對神經的所有分支，但我個人覺得那些圖很令人困惑。為了幫助你清楚地了解第十一對腦神經結構的複雜性，我請插畫家繪製了一些新的彩圖，以展示這對重要腦神經的三個部分（見附錄第三頁圖❻「第十一對腦神經」系列）。第十一對腦神經的一個分支起源於腦幹，從前被稱為「腦部分支」，現在它被認為是迷走神經的一部分——即第四章討論的支配咽喉肌肉的分支。另一個分支叫做「脊髓副神經」，它從顱骨下方的頸部脊髓延伸出來，直達斜方肌和胸鎖乳突肌的纖維。另一個脊髓副神經的分支，由從脊髓延伸出來的神經分支組成，這些神經分支交織在一起，通過枕骨大孔延伸到顱骨內，穿過顱底，然後從顱底的頸靜脈孔出去。

儘管第十一對腦神經的分支各有不同的路徑，但它們都以協調的方式共同作用於支配斜方肌和胸鎖乳突肌的各個部分。

第十一對腦神經和腹側迷走神經（第十對腦神經）不僅在功能上密切相關，因為它們都是和社交參與有關的五對腦神經之一，所以在結構上也同樣緊密。從附錄第三頁中第十一對腦神經的兩張插圖裡可以清楚地看到，第十一對腦神經的分支和迷走神經腹側分支在穿過頸靜脈孔離開顱骨後的明顯連接：第十一對腦神經的纖維與迷走神經的纖維在顱骨外混合了幾公釐。除了穿過頸靜脈孔之後的神經纖維混合之外，第十一對腦神經和迷走神經腹側分支都起源於疑核，是腦幹中的一條神經纖維帶。

因此，迷走神經的正常運作／功能失調直接反映在第十一對腦神經的正常運作／功能失調上也就不足為奇了。**第十一對腦神經的檢測在顯示正常運作／功能失調方面，與腹側迷走神經的檢測結果相同**。

■第十一對腦神經與腹側迷走神經的檢測

第十一對腦神經的斜方肌擠壓測試，不僅能看出第十一對腦神經的正常運作／功能失調，還能看出其他四對與社交參與有關的腦神經是否正常運作。這五對腦神經共同合作，如果其中一對功能失調，其他幾對也會受到影響。如果改善其中一對腦神經的功能，其他四對的功能也會隨之改善。

當我開始使用斜方肌擠壓測試來檢測第十一對腦神經和腹側迷走神經的功能時，我讓患者張嘴並說「啊．啊．啊」。我開始注意到，每當兩側斜方肌的緊繃程度不同時，懸雍垂上提測試總是顯示腹側迷走神經功能失調，於是我決定在自己的診所裡進行一項非正式研究。

我為前來治療的八十名患者進行測試：

首先檢測他們的腹側迷走神經（使用第四章描述的懸雍垂上提測試檢測迷走神經咽喉分支的功能），然後測試他們的第十一對腦神經（使用斜方肌擠壓測試）。我發現這兩項測試的結果有百分之百的相關性。因此，我覺得可以做出結論：**測試斜方肌是評估迷走神經正常運作／功能失調的有效指標**。

在患者做過基本練習之後，我再次以上述兩種方式測試他們，發現第十一對腦神經和迷走神經腹側分支都有所改善。患者們也同意我的看法：「現在當你擠壓時，兩側的感覺更相近了。」我讓他們轉動頭部，並探索頭部、頸部和肩膀的感覺。他們的活動能力幾乎在所有情況下都有所改善，頭部轉動幅度更大，疼痛也減少或消失了。

肩頸問題的斜方肌擠壓測試

在物理治療師和身體治療師的客戶中，最常見的抱怨之一是頸部僵硬和肩膀疼痛。正如前文所述，這些問題通常包括斜方肌和／或胸鎖乳突肌的張力不足，這兩者中有一個可能長期處於緊繃或鬆弛狀態。

大多數物理治療師、按摩治療師和身體治療師在治療時會直接處理緊繃的肩膀肌肉，而不考慮客戶的自律神經系統狀態。

當人們帶著肩膀問題來到我的診所時，我會根據科廷罕、波吉斯和萊昂的研究成果來進行治療。

根據他們的研究，要在筋膜鬆弛療法、肌筋膜鬆弛療法或一般的緊繃肌肉舒緩療程中得到良好的效果，最重要的是在進行任何其他干預之前，必須確保腹側迷走神經功能良好。

因此，我先檢測腹側迷走神經，或者使用以下方法來檢測第十一對腦神經的功能。這項檢測通常耗時較少，而且比我測試迷走神經功能時，要求客戶張嘴說「啊．啊．啊」並用手電筒觀察懸雍垂區域的動作更不具侵入性。

在測試時，我們所要做的只是擠壓肩膀頂端的肌肉。斜方肌擠壓測試只需要幾秒鐘，非常適合用於兒童和自閉症類群患者，因為若要他們使用一般常用的技法，他們也許難以配合。

若要使用這種測試方法，你需要先在幾個人身上練習，以培養必要的動覺技巧。

第一次嘗試測試斜方肌時，感到不確定是正常的。不過，你應該能在經過幾次嘗試後掌握這種感覺。

第十一對腦神經可以透過滑動、抬起和滾動上部斜方肌（位於肩膀頂端，靠近頸部中間的位置）、並比較左右兩側的差異來測試。儘管斜方肌覆蓋的面積大，但它其實很薄。

1. 首先，請用拇指和食指輕輕捏住兩側的斜方肌（如圖2）。大多數新手只是隨便抓住肌肉，但輕輕捏住效果更好。
2. 如果你輕輕、慢慢地捏住，你應該能夠將它從下方的肌肉中稍微提起來。
3. 比較其中一側斜方肌的張力與另一側的斜方肌張力。兩側的感覺是否相同，還是其中一側比較硬？理想

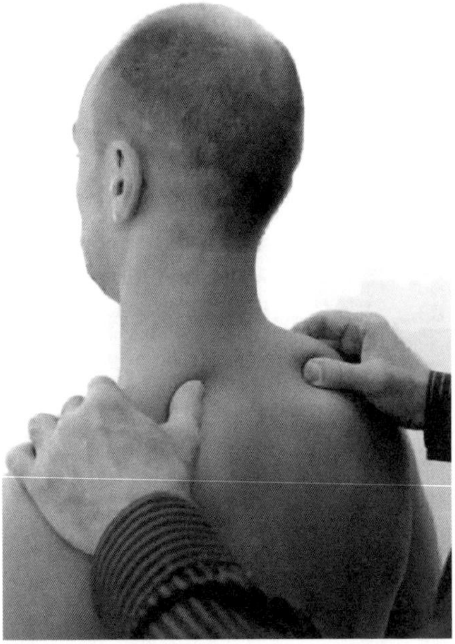

圖2. 斜方肌擠壓測試

的情況是，兩側都是柔軟且有彈性的。然而，通常的情況是，其中一側是柔軟且有彈性的，而另一側則不是。

如果你輕輕施壓，同時慢慢地捏，你可以感覺到其中一側的肌肉在你按壓得更深時仍然保持放鬆、柔軟和有彈性，而另一側即使你捏得很輕，它的反應也是緊繃和變硬。

4. 問問你所測試的人：「當我捏的時候，兩側的感覺是否相同，還是有差別？」如果對方回答感覺不同，我會問：「哪一側比較緊繃？」但有一點我不太明白，我經常遇到這樣的情況：超過一半的時間裡，我和被測試者對於哪一側比較緊繃或「較硬」的看法不一致。我不知道為什麼會這樣，但我的結論是，這對我的治療成功與否並不重要，重點是我的客戶和我都同意兩側之間存在差異。

5. 如果我們都同意存在差異，我會將這視為第十一對腦神經功能失調的跡象，並且推斷，他們的自律神經系統沒有進行社交參與，而且他們處於壓力或背側迷走神經退縮的狀態。我們可以採取適當的步驟恢復腹側迷走神經的功能，然後使用進一步的技法治療。

頭部前傾錯姿——不良姿勢的結果

嚴重的健康問題可能源自於脊柱後凸（駝背）或頭部前傾錯姿，這與斜方肌和胸鎖乳突肌的功能失調有關（如圖3所示）。頭部前傾錯姿是整體不良姿勢的一種結果。

隨著年齡增長，我們之中許多人失去了童年時期所擁有的良好姿勢；我們也許呼吸困難，而且偶爾有頭暈的困擾。這些問題通常不被認定是醫療問題，醫生往往認為這是隨著年齡增長而自然產生的，無法改變，沒有藥物或手術可以幫助改善這些情況。

當我們有頭部前傾錯姿時，脖子往往會下垂，使頭部往前推。我們的上胸部塌陷，心臟和肺部的空間因此減少。頭部前傾錯姿還會阻礙吸氣時幫忙

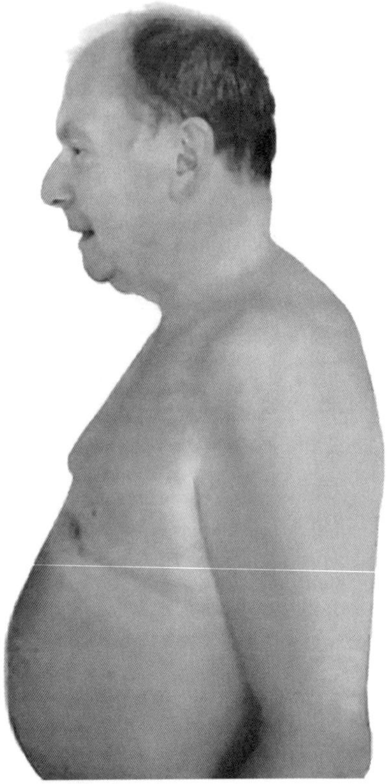

圖3. 頭部前傾錯姿

抬起第一根肋骨的肌肉運動，導致呼吸困難。隨著時間過去，頭部前傾錯姿日益嚴重，我們的呼吸能力就變得愈來愈弱。頭部前傾錯姿經常出現在有呼吸問題（如氣喘和慢性阻塞性肺病）的人群中，難怪他們普遍會感到疲勞和能量不足。《美國老年醫學協會期刊》發表的研究也表示：這些人的預期壽命較短——甚至比每天抽一包香菸的人還短——而且有頭部前傾錯姿的老年患者的死亡率明顯較高。

這些神經功能的受限是否也可能是造成阿茲海默症、失智症和老年衰弱的因素呢？

除了呼吸能力變弱之外，內胸空間的減少也會對心臟施加壓力，擠壓進出心臟的血管。頭部前傾錯姿還會壓縮頸椎和上胸椎之間的空間，對頸部和上胸椎的脊神經施加壓力。

此外，**頭部前傾錯姿會壓迫將血液運送到頭部的椎動脈，減少供應到臉部、大腦部分區域和腦幹的血液，而腦幹是和社交參與有關的第五、第七、第九、第十和第十一對腦神經的起源處**。當這種情況發生時，我們也許會面色蒼白，缺乏自然的表情，並且不參與社交。如果這五對腦神經沒有獲得充足的血液循環，它們可能無法正常運作，我們很可能會處於慢性壓力或背側迷走神經活動狀態。

隨著時間的推移，因姿勢惡化而導致許多疼痛和僵硬的現象逐漸發生。根據梅約診所（Mayo Clinic）的新聞簡報表示：「頭部前傾錯姿會導致長期的肌肉緊繃、椎間盤突出、關節炎和神經擠壓。」

神經外科醫生暨諾貝爾獎得主阿爾夫・布雷格博士（Dr. Alf Breig）指出：「失去頸椎曲線，會使脊髓伸長五到七公分，並導致疾病。」頭部前傾錯姿特有的頸部僵硬，也會使整個脊椎變得僵硬。根據研究大腦的諾貝爾獎得主羅傑・斯佩里（Dr. Roger Sperry）的說法：「大腦九〇%的刺激和營養來自於脊椎運動。」

駝背（脊柱後凸）的人常有呼吸困難、輕微背痛、脊椎壓迫疼痛和僵硬的情況。在情緒上，他們也許對發生的事情感到冷漠和無所謂，這也是背側迷走神經退縮的症狀。

從側面觀察，我們的耳朵應該位於肩膀中線的正上方。然而，隨著年齡增長，許多人會出現頭部前傾錯姿。你可以看到，耳朵從肩膀中線的正上方向前移動。在這種情況下，我們通常會彎腰駝背，上胸部塌陷，頭部於脖子上不再平衡，頸部肌肉必須不斷用力防止頭部進一步向前傾斜。

根據柯龐齊（A. I. Kapandji）在其著作《關節生理學》中的說法：「每向前傾一寸的頭部錯姿……可以使頭部在脊椎上增加約四・五公斤的額外負擔。」頭部本身約重五・四公斤，而我們許多人頭部前傾了二到三寸。

前面照片中的這位頭部前傾的男士來找我，抱怨自己呼吸困難和普遍疲勞。他的頭部前傾錯姿並非由肌肉緊繃引起，而是由於斜方肌鬆弛無力。

正如之前提到的，頭部前傾錯姿通常由斜方肌和胸鎖乳突肌功能失調引起；斜方肌缺乏張力，而部分胸鎖乳突肌處於慢性緊繃狀態。因此，改善這些肌肉的張力可以使頭部恢復到更適合的位置。許多形式的按摩和運動，通常對身體肌肉都有良好的效果。但由於這兩塊肌肉由腦神經支配，所以我對它們採用了不同的方法。使這兩塊肌肉恢復正常緊繃度的第一步，就是做基本練習（參見第二部，二八〇頁）。我經常看到，當患者做這項練習時，即使是第一次，也有助於部分的人恢復頭部位置。

為了進一步改善頭部前傾錯姿，也就是使頭部恢復到挺立的姿勢，我還會使用另外兩個練習——「斜方肌扭轉運動」（見三〇六頁）和「火蜥蜴運動」（見二九六頁）。

■ 疤痕組織對於頭部前傾錯姿的影響

手術後形成疤痕組織是為了使身體更強壯，以免未來相同部位再次受傷時產生類似的傷口。患者可能在理智上知道這種額外的加強是沒有必要的，因為不太可能從一模一樣的位置再切入一次，但結締組織不會知道這一點。

雖然手術本身可能是必要的，甚至能夠拯救生命，**但隨著切口的癒合，肌肉和筋膜層會收縮和增厚，這種筋膜的緊縮會擴散到切口的局部區域之外，影響到整個身體**。每一個手術都有這種不良副作用，而這幾乎無法解決。

儘管表面上可能看不到多少疤痕組織，但在皮膚下的肌肉和結締組織，以及更深的筋膜層中，仍然可能有大量的疤痕組織堆積。即使手術是使用內視鏡進行（以盡量減少組織損傷）但疤痕還是會在較深層處形成。

在相鄰的肌肉和結締組織層間應該有少量的黏稠液體，好方便自由滑動。但在手術過程中，這種液體有時會因暴露在空氣中而變乾，導致這些組織層開始相互沾黏，無法自由滑動。

此外，在產生手術切口或任何傷口之後，結締組織細胞會產生額外的膠原纖維，這些纖維可能將一層肌肉或筋膜與相鄰的另一層黏在一起。當兩層組織長在一起時，就無法像以前那樣互相滑動。許多外科醫生會花更多時間和心思，確保每層組織在縫合時不會誤縫到其他層。

不幸的是，有些外科醫生不了解這一點的重要性，也許會為了節省時間和金錢而隨意縫合組織層，導致該區域肌肉和結締組織的彈性大大減少，疤痕組織感覺更厚、更硬，不僅在表面形成，而且深入到身體內部。如果疤痕來自剖腹產，那麼疤痕組織會從皮膚表面一直延伸到子宮。如果疤痕位於胸部或腹部，那麼疤痕組織會縮限呼吸空間。

手術後的疤痕會把所有組織拉在一起，形成一個結，各組織層會變乾並黏在一起，導致活動受到限制。隨著身體前側的結締組織緊繃，身體前側會縮短，並把頭進一步往前和往下拉。因此，我建議任何做過胸部或腹部手術的人，都應該尋找一位擅長釋放疤痕組織緊繃度的按摩治療師。

疤痕組織治療的理念是針對每一層肌肉和結締組織的限制進行處理，然後將各層組織相互分離，使每一層能夠再次自由地在相鄰的組織層上滑動。在釋放疤痕組織緊繃度後，頭頸部的活動範圍、脊椎的柔韌性以及整體姿勢的改善，經常會令人感到驚訝。

■頭部前傾錯姿與枕下肌緊繃

雖然胸鎖乳突肌和斜方肌能使頭部在頸部之上做大幅轉動的動作，但這些運動的精細調節是由枕骨和頸部前兩節椎骨之間的小枕下肌完成的。其中三塊肌肉構成一塊叫做「枕下三角區」的區域（見附錄第十一頁圖⓲「枕下肌群」）。

當這些枕下肌緊繃時，它們會對枕神經（見附錄第十一頁圖⓳「枕下神經」）和附近嵌入在枕下三角區結締組織中的椎動脈施加壓力，這會減少對腦幹及社交參與所需的五對腦神經的供血。

在頭部前傾錯姿下，枕下三角區的肌肉會緊繃，以防止下巴向前垂到胸部上。如果這些肌肉長期（幾個月或幾年）保持在持續收縮的狀態，它們會愈來愈緊繃，使頭部前傾錯姿更嚴重，而這可能進一步減少腦幹的血流量。

不難理解，為什麼那麼多有頭部前傾錯姿的人會抱怨後頸部、顱底下方的頭痛，因為這正是枕下肌群所在的位置。枕神經受到壓力，通常表現為後頸部疼痛。有趣的是，一些有頭痛問題的客戶會抱怨，他們感覺好像沒有足夠的能量（血液循環）到達頭部。

我觀察到，氣喘患者的腹側迷走神經功能較差。此外，他們幾乎都有頭部前傾錯姿。他們的上胸椎僵硬，吸氣時胸部的側向擴張不足。減少頭部前傾錯姿可以改善他們的呼吸。

基本練習通常可以釋放枕下肌群的緊繃。第一頸椎會轉回正確位置，椎動脈受到的壓力減少，腦幹的血流量增加，繼而提高我們的社交參與能力。

緩解偏頭痛

偏頭痛與慢性阻塞性肺病不同的是，它不會縮短我們的預期壽命，但它確實會降低我們的生活品質。市場上有許多價格實惠的偏頭痛藥物，但這些藥物並不是對所有人都有效。有些藥物還很昂貴，況且大多數藥物都可能有副作用。因此，許多人更希望完全不依賴藥物。

在美國，每年有四千五百萬人遭受頭痛的困擾，其中兩千八百萬人患有偏頭痛（二〇二四年台灣頭痛協會統計，全台約有二百萬人受偏頭痛所苦）。除了影響生活品質之外，偏頭痛在因工時損失而產生的成本方面也是最昂貴的健康問題之一。光是在美國，這項成本在二〇〇五年就估計達到每年一百七十億美元。

偏頭痛（Migraine）一詞源自希臘文，意思是「頭的一側」。如果疼痛不是集中在頭的一側，我不認為那是偏頭痛。偏頭痛通常也稱為緊張性頭痛，疼痛程度從中度到重度不等，通常很劇烈，有時是搏動性（抽動）的，持續時間從兩小時到三天不等。它們經常伴隨自律神經功能障礙的症狀。偏頭痛通常是突然發作，也突然消失；這使得偏頭痛與其他頭痛有所區別，後者有時被稱為「鈍痛」、「兩側頭痛」或「像緊箍咒」，而且慢慢發作、強度逐漸增加、逐漸結束。

偏頭痛可能伴隨其他症狀，像是視力模糊、噁心、嘔吐、疲勞，以及對光、聲音、氣味和觸摸的過度敏感。其他還包括視覺扭曲（看到光環）和頭暈。女性的頭痛也可能在月經週期的特定時間發作。

醫生通常根據這些伴隨症狀將偏頭痛分類，而患者也會向我詳細描述這些症狀，包括頭痛開始的時間和持續時長。儘管這些資訊對客戶很重要，但對於身為治療師的我來說，這些資訊並沒有幫助。我知道假如我能治癒他們的偏頭痛，這些伴隨症狀也會消失。

要有效治療偏頭痛，我只需要知道疼痛出現在頭的哪一側，以及兩條主要頸部肌肉的哪些部分受到影響。

為了確定這一點，我向客戶展示四張關於斜方肌和胸鎖乳突肌激痛點的圖（這些圖係根據珍妮·特拉維爾醫生和大衛·西蒙斯醫生的研究繪製，說明見下文）。圖中的紅色區域說明這些肌肉緊繃可能引起的疼痛模式。我會請偏頭痛患者確認哪一張圖最符合他頭痛的情況，並精確地指出感覺疼痛的位置。

每位患者都能夠毫不猶豫地確認哪一張圖最能說明他們的疼痛模式。有了這些資訊，我就能確切知道受影響的是哪一塊肌肉。我主要關注疼痛的模式，這告訴我應該用手在哪裡進行干預，以達到持久的緩解效果。**在附錄第八頁中的「頭痛」（圖⓯）圖中，你可以找到各種引起這些頭痛的緊繃與疼痛模式，以及每種模式具體需要按摩的位置**。我發現這種治療偏頭痛的替代方法並不是突然明白的，而是經年累月的領悟。在我從事羅夫療法和其他形式的身體治療工作中，大多數客戶來找我，都是因為他們覺得身體有某個地方會疼痛。

從珍妮·格雷姆·特拉維爾（Janet Graeme Travell）博士的書中，我學到如何利用激痛點成功地放鬆肌肉並緩解疼痛。特拉維爾博士與大衛·西蒙斯醫生和洛伊絲·西蒙斯共同撰寫了兩冊《筋膜疼痛與功能障礙：激痛點手冊》。她曾擔任白宮醫師，先是服務約翰·甘迺迪（John F. Kennedy），後來又為林登·詹森（Lyndon Johnson）工作。

甘迺迪總統在第二次世界大戰海軍服役期間受傷，而導致嚴重的背痛。他在一九五七年九月進行了第五次、也是最後一次手術，這次手術讓他對以手術解決背痛的辦法感到失望。後來珍妮・特拉維爾博士提出較為保守的治療方案——包括在激痛點注射稀釋的鹽水——反而成功緩解了嚴重的慢性背痛。他穿著背部支架，每天多泡幾次熱水澡，行走時常用楞杖——除了公開場合。

特拉維爾博士的研究指出，個別肌肉的緊繃會產生特定的疼痛模式。大多數經驗不足的按摩治療師只會按摩疼痛的部位，但肌肉緊繃通常會在身體其他部位引起疼痛和其他症狀。**距離緊繃源頭較遠的疼痛被稱為「轉移痛」**。**特拉維爾博士發現，治療肌肉中的特定點不僅可以緩解這些點附近的疼痛，還能減輕轉移痛；她將這些點稱為「激痛點」**。

所有肌肉都有激痛點。治療師通常會觀察到，與肌肉表面其他區域相比，這些點稍微硬一些；患者也會感覺這些點是疼痛的。按摩激痛點可以緩解局部的疼痛，也能緩解由緊繃肌肉引起的轉移痛；而按壓頸部斜方肌和胸鎖乳突肌的適當激痛點，便可以緩解偏頭痛。

我為自己的診所購買了兩張海報，以易於使用的格式說明許多主要肌肉的激痛點。每張圖都顯示了肌肉的疼痛模式、所牽涉到的肌肉，以及緩解疼痛所應按摩的位置。當人們前來治療疼痛時，我會請他們指出海報上與他們身體疼痛模式相符的圖，這樣我就知道所牽涉的是哪塊肌肉，以及應該按摩哪些標有X符號的激痛點來緩解疼痛。

當我治療引起偏頭痛的肌肉激痛點時，已經困擾客戶二十多年的頭痛，最後也會消失。我的客戶經常驚訝於我能如此迅速地找出治療位置，且有效治療其他治療師無法處理的疼痛。我會把那些肌肉的圖影印給我的客戶。如果疼痛復發，他們可以自己治療，或者給另一位治療師看。有大約三分之一的偏頭痛患者能夠感覺到頭痛即將爆發，因此他們有機會躺下、吃藥，或者更好的是，使用本章節後面描述的練習和按摩方法。

我接下來的重要發現，來自於我的生物力學顱薦椎療法經驗，這使我成功制定了治療偏頭痛的方案。十二對腦神經會在腦幹與身體各部之間交換訊息，主要是與頭部和頸部區域的訊息往返。其中一對神經，第十一對腦神經（副神經），負責調節頸部胸鎖乳突肌和斜方肌的緊繃度，這可能會引發多種與偏頭痛相關的疼痛模式。

生物力學顱薦椎療法提供特定技法解除第十一腦神經在離開顱骨處的阻塞。我先改善第十一對腦神經（副神經）的功能，再輕壓激痛點以緩解肌肉緊繃，這樣治療偏頭痛的效果最好，偏頭痛的緩解會更快更持久。大多數客戶在第一次治療時就很驚訝於緩解的效果。

假如第十一對腦神經運作不正常，腹側迷走神經和第九對腦神經通常也會功能失調。治療這三對腦神經的其中一對，能立即改善另外兩對腦神經的功能。因此在實際操作中，我們不需要一次治療三對神經，基本練習通常能使這三對神經都恢復功能。

有些偏頭痛研究者認為「偏頭痛的根本原因是未知的」——而不知其原因，使得它們很難治療。其他研究則指出，許多心理狀況可能與偏頭痛有關，包括迷走神經背側分支的活動、焦慮和躁鬱症。

我對這一點產生興趣，便決定從多重迷走神經理論的角度來觀察。我們將在第六章探討一些心理狀況，並注意到它們具有生理方面的因素，而不是腹側迷走神經狀態的表現。

偏頭痛是否有肌肉骨骼的因素？雖然有些物理治療師和身體治療師知道這一點，但醫生和醫學研究人員普遍未認識到偏頭痛背後的這類因素。《肌筋膜疼痛與功能障礙：激痛點手冊》展示了由斜方肌和胸鎖乳突肌緊繃引起的單側頭痛模式；我會將這些模式展示給那些抱怨偏頭痛的客戶，這樣他們就能輕鬆識別出自己的頭痛模式。

多年來，我發現，改善第十對和第十一對腦神經的功能，再加上使用適當的激痛點來解除這些肌肉的緊繃，通常能在幾分鐘內有效緩解偏頭痛。我甚至成功地治療了一些打從有記憶起就患有偏頭痛的人。

在我的診所裡，我喜歡教導客戶如何自主進行這些技法，以免他們再次受到偏頭痛的困擾。首先，他們可以透過基本練習，確立第十對和第十一對腦神經的正常功能。然後，他們可以找到並緩解適當的激痛點。這種治療不需要藥物，沒有副作用，也不需要費用。

根據我成功治療偏頭痛的經驗，我相信**大多數偏頭痛患者可以透過基本練習（見二八〇頁）和第二部中描述的自助按摩技法（見三〇一頁）來成功地治療自己，而不需服用止痛藥或接受其他傳統治療**。

在我的診所裡，我偶爾會遇到飽受偏頭痛之苦多年的患者，而且他們在來找我之前已經嘗試過所有其他方法。或許他們已經用過非處方藥和／或處方止痛藥、抗憂鬱藥、β-受體阻斷劑，或用於治療癲癇的藥物來治療偏頭痛。**這些藥物最常見的副作用之一是肝損傷，最嚴重的情況可能會導致腦積水**。

這些客戶經常告訴我，他們服用大量藥物、並希望減少用量。我記得一位四十二歲的木匠，他每天服用十五到二十片非處方止痛藥，他很擔心不良副作用，因為藥瓶上的說明寫著每天最多服用八片，而他早上一睜開眼睛就開始服用止痛藥，不論是否有頭痛。他說，他服藥是為了預防，這樣即使出現偏頭痛也不必等待藥效發揮。然而，他也抱怨止痛藥並不一定有效。

首先，我教他如何進行基本練習（見二八〇頁），這種練習不但安全、且易於學習和操作。然後，我向他展示了四張描繪大多數偏頭痛疼痛模式的圖畫。當他辨識出符合他所經歷過的疼痛模式，我就知道需要放鬆哪些肌肉和他頸部哪些激痛點，才能夠緩解緊繃。

我為他做的第一次治療大幅減少他的頭痛次數，並減輕偶爾發生的頭痛強度。如果治療後疼痛再次出現，我會告訴他們可以按照上述方法自行治療。

■ 偏頭痛案例研究

一位飽受偏頭痛折磨近十年的女性來找我治療，她到我的診所時正好發作了。她平均每個月會有一次嚴重偏頭痛發作，通常持續三到四天。她嘗試過服用止痛藥，但沒有幫助。她一般會儘量避免已知的偏頭痛誘因，例如濃烈的紅酒、強烈的氣味、刺眼的陽光等，但偏頭痛依然反覆發作。當她感覺偏頭痛即將來襲時，如果能夠臥床休息，那次發作通常就不會那麼嚴重。

這位女性是一名記者，為雜誌撰寫美容文章。因為在家工作，所以頭痛時，她可以調整工作進度休息一、兩天，等覺得好些再工作。然而，頭痛確實讓她無法參加許多社交活動，也不能好好享受週末的休閒時光。

大約在她來找我的一年前，這位女性開始了一份新的職業——電視記者，這意味著她不方便在偏頭痛期間調整工作進度。無論偏頭痛是否發作，她都必須出現在工作現場並遵循拍攝進度，因此她需要一種更有效的治療方法。

我先測試她的腹側迷走神經（見第四章，一四八頁），並且注意到功能不正常。然後我指導她進行基本練習（見二八〇頁），她獨立完成了練習，我甚至不需要觸碰她。再次測試後，我發現她的腹側迷走神經功能已經恢復正常了。

然後我向她展示四張偏頭痛疼痛模式的圖畫（見附錄第八頁），她指出與她疼痛模式相符的那張。接著，我教她如何用自己的手來處理圖畫中所示的激痛點。

我當然可以用我的手來進行這個治療，但我希望她自己來做，這樣，如果她將來再發生偏頭痛時，便可以依靠自己的肌肉記憶來達到正面效果。

雖然當人們因為記得我曾幫助過他們而回來找我是一件好事，但我認為對他們來說，**能夠自我幫助比依賴我或其他任何治療師更好**。

我請這位女性探索她頸部與圖中的X位置對應的區域。她用手指摸索肌肉中僵硬或疼痛的區域，如果某個X區域不僵硬或不疼痛，就忽略它。然後，我讓她輕輕揉捏這些僵硬或疼痛的區域，直到她感覺那些部位放鬆或變軟，或疼痛減輕為止。

雖然是我指導她該做什麼、以及該把手放在哪裡，但實際上是她自己用雙手進行治療的。這次治療結束時，她的偏頭痛已經消失了。

接下來的四個半月裡，她的偏頭痛都沒有再發作。然後，當她感覺偏頭痛即將發作時，她便做基本練習並按摩激痛點。症狀很快就消退，並沒有發展成嚴重的偏頭痛。

—第六章—

身心問題的檢測與治療

幾十年前，醫生開始將一些健康問題診斷為「心身」問題（意指由心理因素引起的身體問題）。然而，很少有精神科醫生和心理學家調查反過來的情況：是否存在「身心問題」，即由生理因素影響心理的情況？

「心理學」一詞源自古希臘文，意思是「心靈的研究」。今天，將問題定義為「心理的」，通常意味著心理學家或精神科醫生會先在其客戶的心靈或情感中尋找解決方案，而且最常採用言語治療的方法。

在這種較舊的傳統定義中，並沒有提到身體。當佛洛伊德開始用精神分析幫助人們解決心理問題時，他採用的方式是百分之百的言語治療。他讓人們不受打擾地說話，自己則擺出傾聽的樣子。這過程中沒有對話；他甚至不與患者進行眼神交流或面對面地看著他們。人們進行精神分析往往要持續多年，每週進行幾次療程。

在接受成為精神科醫生的訓練之前，必須先成為醫學博士。接著需要經歷自己的精神分析過程，這可能需要數年之久。曾經有一段時間，接受訓練的精神科醫生非常少，因為大多數人無法負擔這種治療。

心理學家創建了一個不同於古典精神分析的新框架，臨床心理學家需要在大學課程中接受數年教育。為了幫助患者改善情緒狀態並改變行為，他們依賴各種人類心理模型，並透過不同的言語方法與患者對話；為特定問題尋找解決方案。儘管不像長時間的精神分析那樣昂貴，但心理治療需要受過訓練的專業人士將時間投入一對一的治療，因此仍然所費不貲。

有些治療師提供團體治療，這種方式相對便宜，因為是由多名患者分攤一次療程的費用。但要特別注意：這種過程比較隨機，因為團體中的每個成員，不論是否受過訓練，都會在療程中投入訊息。

今日，我們愈來愈少使用這些治療方式，主要是依賴處方藥改變行為和情緒狀態。在最初的專業諮詢期間選擇藥物和劑量後，患者可以長時間只靠服用藥物治療，無需定期就醫。儘管處方藥可能很昂貴，但與持續一對一心理或精神治療相比，服藥的成本效益更高。然而，隨著愈來愈多的人進行藥物治療，也就意味著個人、保險公司和國家經濟的支出不斷增加。

由於精神病學和心理學最初強調的是心靈，以及目前處方藥物的普及和廣泛使用，我們或許忽略了有助於解決這些健康問題的其他方法也許就在我們身邊，既不需要成本，也沒有不良副作用。

在本章中，我們將著重於身體，為心理和精神健康問題尋找替代和補充的解決方案。我們要探討調節自身神經系統、情緒狀態和行為的可能性，探索如何透過既安全又有效的自助練習和徒手技法，來達到正向的變化。

根據我過去十二年的臨床經驗，我相信透過理解多重迷走神經理論，許多人可以直接治療自己的自律神經系統進而幫助自己。或許還能克服從前被認為是難以治癒的心理和精神問題。

■情緒與自律神經系統

我們是否開明、友好、善於溝通及合作？我們是否停滯、憂鬱或冷漠？或者我們是否憤怒、具攻擊性、焦慮、恐懼或退縮？當我們處於這些不同狀態時，會如何對他人作出反應？他人對我們的反應，所依據的是他們和我們的狀態的組合。我們的情緒展現在雙方自律神經系統狀態的互動中。

作為社會性的哺乳類動物，我們會不時面臨挑戰和不確定性，為了提高生存和實現目標的機會，需要他人支持。

我們依賴與他人的互動——包括家人、朋友、鄰居、同事以及社交網絡。在特定情況下或面對某個人時，我們的感受會影響行為。有人需要我們的幫助嗎？我們喜歡與他共度時光嗎？他是否支持我們？我們願意支持他嗎？我們合作愉快嗎？我們感到安全嗎？是否有合作、分享和建立友誼的機會？

如果我們是單身並與某人約會，是否有機會與對方建立親密關係和長期的情感聯繫，把對方當作潛在的伴侶？如果我們已婚或處於一段持續的關係中，我們是否有足夠的時間在一起，而且雙方都積極參與社交？共享的美好時光愈多，當遇到困難時所能憑恃的就愈多。

維持與社交參與有關的五對腦神經的功能正常，對我們的交流和與他人的聯繫來說極為重要。這五對神經促進我們的聽覺、塑造我們的言語，並幫助我們理解他人的話。我們是否能平靜地直視對方，還是將他們排除在視野之外？如果我們感到快樂和安全，通常就能夠進行正常的雙向對話，傾聽並注視對方以交換有意義的視覺訊息。

我認為自律神經系統和情緒狀態是一體兩面。如果想要改善自己的情緒狀態以幫助自己或他人，可以透過改善自律神經系統狀態的身體行動實現，將我們從背側迷走神經或壓力狀態轉移到社交參與狀態。

■ 能夠自我調節的自律神經系統

與處於平衡和社交參與狀態的人進行社交互動，或許是實現自我調節最自然、且最有幫助的方法。假如我們遇到問題，通常只需要與朋友聊聊即可。我們可以坐下來一起吃飯，或是享受一杯咖啡或啤酒，也可以一起唱歌、跳舞，或散步。

另一種自我調節自律神經的方法是進行本書中的練習。世界各地的文化和傳統中的許多其他方法已經被使用了幾個世紀，而且效果良好：像是冥想、太極和瑜伽呼吸法（又稱為「調息法」），只是其中的幾個例子。

當我們冥想時，我們會靜坐著，克服任何戰鬥或逃跑的衝動。我們也學會保持清醒，避免退縮和解離的傾向；當我們打太極時，會緩慢移動身體，模擬極放鬆狀態下的動作。緩慢移動也使我們更容易感知自己的身體並存在其中。

如果我們能夠保持在腹側迷走神經的狀態，或者至少在壓力或情感退縮後快速回到這種狀態，就能達到最佳健康和幸福狀態。

在此狀態下，我們可以開啟實現人類潛能的道路，享受與他人在一起的時光，並做自己想做的事。

■ 重新審視常見的心理診斷

我既不是心理學家，也不是精神科醫生，然而，在四十五年的徒手治療師生涯中，我遇到許多經過心理學家或精神科醫生診斷的客戶，我也修過許多這些領域的課程，但讓我學到的最多是與我分享案例故事的客戶。

在本章裡，我將介紹其中一些故事。這些故事和我的評論純屬趣聞，源自執業多年的個人經驗，是我對多重迷走神經理論及其影響的有限理解下所做的解讀。

無論你是受過訓練的醫療保健專業人士、使用醫療保健服務的消費者，還是只希望能更深入理解自己的問題以幫助自己和／或親人的人，我都希望能夠啟發你——或是激發你——重新審視這些問題。

我相信心靈、身體和情緒之間存在著相互關係。像創傷後壓力症候群、焦慮、恐懼症和自閉症等等不同的問題，都有體質方面的因素，幾乎所有的心理問題，都與自律神經系統缺乏靈活性和恢復力有關。

我發現，思考通常稱為「心理問題」的體質因素，既有趣又有效。在精神和心理治療開始的時候，若能考慮辨別治療自律神經系統的身體表現，將會產生可觀的癒療潛力。

如果身體、心理和情緒確實是一體的，那麼我們可以利用身體療法的技法幫助那些經診斷有心理問題的人。

若這些技法能夠使他們脫離慢性壓力或背側迷走神經活動狀態，並且促進自律神經反應更靈活，就更應該這麼做。

焦慮和恐慌發作

自十九世紀末精神病學誕生以來，焦慮症一直是研究的重點之一。偶爾的焦慮是生活中的正常現象。我們在面對工作中的問題、考試前或者做出重要決定時，可能會感到焦慮。但是，焦慮症不只是暫時的擔憂或恐懼。有些人也許會焦慮過度，即使我們意識到這一點，也可能難以控制，導致焦慮在我們的日常生活中造成負面影響。

就焦慮症患者而言，焦慮不會消失，反而可能隨著時間變得更嚴重。這種感覺會干擾日常活動，例如工作表現、學業和人際關係。經過完整一年的調查發現，有多達十八％的美國人有焦慮症症狀，其中有三〇％會在一生中陸續確診。

我們所稱的「恐懼」，是一種在面對威脅情況時涉及神經系統啟動的心理過程。恐懼可能使我們失動（透過背側迷走神經活動）也可能使我們進入戰鬥或逃跑狀態（來自交感神經鏈的活動）。身體症狀包括心跳加速、呼吸加快、高濃度的壓力荷爾蒙釋放、臉紅、說話困難以及手掌、腳掌和腋下出汗。

焦慮在身體表現方面與恐懼相似，然而，焦慮不一定是對實際情況的反應。有些事情可能令我們想起過去的事件，或者我們會把想像出來的情景投射到未來可能發生的事情上。在這兩種情況下，威脅並未實際發生。儘管如此，這種情緒狀態依然是真實存在的，這是身體當下的感覺。

當我們焦慮時，會發現擔憂在腦海中揮之不去。即使別人告訴我們沒什麼好擔心的，這並不能讓我們平靜下來，有時甚至會讓我們更加不安。我們也許會回應：「你是說我的感受不是真實的嗎？」

恐慌是一種短暫強烈恐懼和憂慮的感受。它會突然出現，通常在不到十分鐘內達到高峰，但不適感可能會持續數小時。有時恐慌發作的具體原因並不明顯。但在某些情況下，我們可以確定是因壓力、恐懼甚至過度運動等一般因素觸發的。

人們在經歷恐慌發作時會表現出明顯的恐懼徵兆，身體症狀包括顫抖、搖晃、混亂、頭暈、噁心和呼吸困難。外表看起來緊張，皮膚蒼白，手掌、腳掌和腋下出汗變多，汗水具有獨特的氣味。

狗和其他哺乳類動物會對不同情緒狀態下的氣味立即做出行動。人類也會本能地對他人身上的恐懼氣味有所反應，即使他們可能沒有意識到這一點。許多人會用香水、除臭劑或爽足粉掩蓋恐懼和焦慮的氣味。然而，**在與人會面時，冰冷、潮濕的手，和無力的握手則很難掩飾**。

有時，練習或徒手技法可以有效解決焦慮和恐慌發作，這些方法有助於我們從交感神經系統或背側迷走神經啟動狀態轉變到社交參與狀態。

我們有時會說「壓垮駱駝的最後一根稻草」。如果焦慮的人定期進行基本練習，就可以減少恐慌或焦慮發作的頻率和強度，在某些情況下甚至可以預防發作。定期進行這項練習就像定期減少駱駝身上的稻草，使牠能夠背負更多稻草而不被壓垮。

另外，我們也需要特別注意：**焦慮可能是處方藥的副作用，或是物質濫用問題的徵兆，因為藥物和毒品都會改變自律神經的狀態。**

■焦慮和恐慌發作——一位腹痛女性的故事

我有一位客戶飽受焦慮和恐慌發作的困擾，使她無法實現生孩子的願望，也經常無端感到腹部右側疼痛。這種焦慮始於十五年前，當時她十八歲，以手術切除了迴盲瓣。迴盲瓣異常可能令人衰弱，而且往往會伴隨結腸炎、腹痛、腹股溝疼痛、腹脹、不好的體味、脹氣、腹部膨脹，以及如氣喘和「冷肺」（因寒冷而引發的肺部症狀）等問題。

迴盲瓣負責控制食糜從小腸進入大腸。食糜是消化過程裡在胃和小腸中形成的濃稠半流體狀物質，係由部分消化的食物和分泌物組成。在正常狀況下，迴盲瓣大部分時間是閉合的，只在食糜通過時暫時打開。當食糜到達大腸時，多餘的水分被身體吸收，剩餘的纖維和其他廢物被壓縮成糞便並排出體外。

如果迴盲瓣無法正常打開、或是迴盲瓣打開的時間過長，讓小腸的食糜不受限制地進入大腸，又或是從大腸倒流回小腸，都會出現問題。

除了焦慮症狀，這位客戶在腹部右側（迴盲瓣所在的位置，或是她手術前所在的位置）偶爾也會感到短暫的劇烈疼痛。醫生非常重視她身體的疼痛問題，希望確保手術過程與術後一切順利。他們做了數次核磁共振（MRI，又稱磁振造影）和兩次腹腔鏡檢查，但一切看起來都正常，找不到疼痛的原因。

我問她為什麼要做這個手術，她說是因為疼痛。但手術多年之後，她的同一個部位仍然感到疼痛。而且，儘管她承受心理上的痛苦和折磨，但外科醫生對她的焦慮症狀毫不關心，即使這些症狀是在手術後不久出現的。此外，從來沒有醫生評估過她的自律神經系統功能。

迷走神經背側分支支配著大部分的消化器官，包括小腸、迴盲瓣，以及大腸的升結腸和橫結腸。它接收來自器官本身的感覺輸入，並且對器官功能進行運動控制。

我治療時做的第一件事是讓她發出「啊．啊．啊」的喊聲，以便檢查她神經系統的狀態。我觀察她的喉嚨後方，發現懸雍垂向一側偏移（表示腹側迷走神經咽支功能失調，詳見第四章）。我也做了斜方肌擠壓測試（見第五章，一九〇頁）來檢查她兩側斜方肌的緊繃程度；她的左右兩側明顯不同。

我的首要目標是幫這位女士的自律神經系統進入腹側迷走神經狀態。我指導她進行基本練習，這項練習的一大優點是：**客戶可以靠自己完成**。我用不到兩分鐘就教會她怎麼做基本練習，而她也花不到兩分鐘就完成練習。練習之後她感覺好多了，並且說她不再感到焦慮。斜方肌緊繃的那一側肌肉放鬆了——當我擠壓斜方肌時，兩側的肌肉緊繃程度相似。為了確保達到理想的效果，我再次觀察她的喉嚨後方，看到她的懸雍垂兩側對稱地提起。

我也使用整骨的內臟按摩技法協助她放鬆緊繃的迴盲瓣，這通常可以立即消除疼痛。

這位客戶的外科醫生認為手術是成功的，因為它達到了切除迴盲瓣的有限目標。然而，直到她來諮詢我之前，沒有人考慮到她的手術可能是一種創傷，導致她的自律神經系統處於背側迷走神經活動狀態。

經過適當治療，這位客戶從令人衰弱的焦慮狀態轉變為理想的社交參與狀態。我向她強調，是她自己做了這個正向改變，並告訴她如果以後再次感到焦慮，隨時可以做這種練習。然後我請她回想過去由焦慮引發的困境，光是思考我的問題，就讓她陷入另一種焦慮狀態。她失去笑容、屏住呼吸，臉色蒼白。於是我請她再做一次基本練習，她再次告訴我感覺好多了，看起來更放鬆，臉色紅潤，呼吸也更深。她還說，她能感覺到從焦慮到平靜的變化。

當我又一次請她回想由焦慮引發的困境時，她能夠保持冷靜，並表示她認為未來可以自己應付焦慮。我再次檢測她的自律神經系統，發現她仍然處於腹側迷走神經活動狀態，她沒有感到任何疼痛。

這些改善僅在一次療程中就達成。這位客戶認為這是一個奇蹟，畢竟她在接受我的治療之前經歷了那麼多的疼痛和焦慮。

對我來說，聽到這些讚美雖然讓我感到很榮幸，但令人遺憾的是，外科醫生從未檢查過她的自律神經系統，也不了解內臟按摩的知識。

一年半之後，我收到這位女士的電子郵件。她感謝我的治療，信中寫道她已不再遭受焦慮的困擾。

我建議她再來做一次療程，以釋放可能仍留在疤痕組織中的緊繃，因為她的長期好轉不僅取決於迷走神經功能改善，也取決於抒解局部疤痕組織中的創傷。

身體的疼痛會引起焦慮。手術——即使是特意選擇的，仍會造成對身體完整性的侵害，就像任何創傷一樣，都可能留下痕跡。

■對焦慮狀態的社交調節

簡單、日常的社交互動，像是和支持我們的家人、朋友及同事交流，有助於調節我們的心理狀態。我們不應低估聊天、閒談，以及吃飯、喝咖啡或與人散步等簡單社交場合的重要性，良好的社交關係有助於神經系統的自我調節。

就像為花園除草一樣，如果我們曾經受到傷害，就應該消除或減少和那些讓我們感到不快的人（需要剷除的雜草）接觸，並且盡量和支持我們、讓我們感覺比較自在的人相處。

當我們經歷創傷並重新投入社交和結束治療時，可能再次遇到讓我們感到威脅的新情況。剛開始時，可能會需要治療師的支持來恢復社交參與的狀態，但最理想的狀況是擁有能夠自行達到這種狀態的工具。

每次我們重新站起來，創傷模式的影響便被削弱。我們可以靠自己休息和恢復，使我們有更多的精力應付生活中的下一個挑戰。

如果我們覺得自己的人脈不足，也可以尋求健康專業人士的幫助來獲得有益且積極的互動，例如按摩治療師、諮商師、輔導員、心理學家或精神科醫生。也可以選擇諮詢宗教或靈性導師或領袖。我們可以在祈禱中找到安慰，或者閱讀宗教和靈性書籍來幫助我們換個角度去看待事情。

■ 治療兒童焦慮

父母或其他成年人時常告訴孩子：「沒什麼好害怕的。」在許多狀況下，這種來自慈愛的父母或親密朋友的安慰，足以令人產生安全感。

然而，如果大人一開始就說：「我了解你現在感到害怕。」這樣會更有效。這能讓孩子感到被理解，並且知道害怕（像其他情緒一樣）是生活中的正常體驗。

大人可以接著說：「沒什麼好害怕的，一切都會好起來。」然後給孩子一個小小的擁抱，讓孩子得到正面的肢體接觸，並且感受到大人放鬆的情緒。

恐懼症

恐懼症是焦慮症中最大的類別，可能使人無法正常生活。**恐懼症的特徵是對特定觸發因子產生極度的恐懼感，這會引發焦慮狀態或恐慌發作**。從生理學的角度來看，恐懼來自自律神經系統的交感神經分支的反應。

全球估計有五％到十二％的人口患有恐懼症，患者往往預期會遇到令自己恐懼的事物，然後產生可怕的後果。他們想要逃跑，但卻無法行動。他們在理智上也許明白自己的恐懼反應是不合理的，而且與潛在危險不成比例，但仍然無法克服內心的恐懼。

心理學家和治療師通常會把焦點放在令患者恐懼的事物上，例如懼高症，幽閉恐懼症，或蜘蛛恐懼症。他們診斷的重點在於觸發因素，這些因素也許與特定的生活事件有關，但也可能沒有明確的關聯。

恐懼症可能是由過去的經歷引起，例如遇到具威脅性的人物或危及生命的情況。恐懼症同樣也可能來自虛擬經驗，患者實際上並未親身經歷。舉例來說，恐懼可能來自於聽到別人講述的故事，或是看到電影中的某個場景。

在維基百科上的恐懼症列表中（該列表註明未完成，並邀請讀者補充），光是字母A開頭的條目就有二十三個。這讓我們了解到這個問題有多廣泛，而且給人一種印象：**幾乎任何事物都能引發同樣的焦慮反應**。

為了能更容易理解某些事物，我們喜歡將東西分類並命名。不過，與其將潔癖恐懼症（害怕洗澡）和噪音恐懼症（害怕噪音）視為在根本上不相同的恐懼症，不如將焦點從觸發因素轉移到理解自律神經系統在所有恐懼症中的生理活動，或許會更有用。

假如你能利用基本練習（參見第二部，二八〇頁）協助恐懼症患者從極度恐懼狀態回到社交參與狀態，也許會更有幫助。這種效果類似父母藉著擁抱孩子，讓孩子回到放鬆和有安全感的狀態。然而，儘管父母與孩子之間的身體接觸是自然的，但在專業的心理干預中應避免身體接觸。因此，治療師需要找到另一種方法，使患者能夠找回安全感；指導患者使用基本練習也許是理想的解決方案。

反社會行為和家庭暴力

大多數人認為，正常的人類行為是正面社會價值觀的表現。然而，當人們缺乏社交參與時，別人往往很難理解他們的行為。

有些人產生攻擊性行為時，完全沒有意識到自己有任何問題，他們堅信是對方導致他們的行為，或讓他們的攻擊行為有了正當理由。

換句話說，具有攻擊性的人認為自己的行為是一種自然反應：「他活該。」他們甚至認為自己的行為是在幫助對方：「這是唯一能讓他學會的方法。」

我們很難理解，為什麼看似正常的人會犯下暴力罪行。觀察這些人的行為，我們可以得到結論：他們缺乏同理心。但這並不能告訴我們罪犯的真實心境，是什麼驅使他們這樣做？是地盤、權力、金錢、性、嫉妒，還是疏離感？或者只是一種愈演愈烈的不愉快感，然後像炸彈似地爆發形成反社會行為？事實上，許多暴力都不是預謀犯案。

我在丹麥聽過一位前科犯的電台訪問。他因多次犯罪——包括數次銀行搶劫——成年後大部分時間都在監獄中度過。出獄後，他參加一個包含瑜伽、冥想和呼吸練習的自願康復計畫，他認為這個計畫讓他能夠控制自己的情緒和行為。

主持人問他，對於自己的行為對受害者造成的影響，是否感到懊悔，他說：沒有——他在犯下罪行的時候並沒有這種感覺。「在戰爭中，敵軍士兵是沒有臉孔的。」一直到他停止犯罪並參加康復計畫後，他才開始思考對其他人的影響。

暴力犯罪的肇事者可能有、也可能沒有其他人能夠理解的合理動機，但他們在某種程度上進入一種驅使他們戰鬥或逃跑的心理生理狀態。

■「好好先生」為什麼犯下戰爭罪行？

一名年輕人從軍服役，接受戰鬥訓練，也學習《日內瓦公約》的軍人行為準則——不折磨、不殺害平民、不強姦、不偷竊。

所有的士兵都會遵守這些規則，但偶爾會有例外。

在一次例行巡邏中，這名年輕士兵的好友被敵方狙擊手殺害。隨後，又有幾名朋友在路邊炸彈的伏擊中被炸死或受傷。突然間，這名士兵崩潰了。他發狂地抓了一些無辜的平民，把他們綁起來，當著受害者家人的面性侵一名女子，然後屠殺所有人。軍法審判判定他有罪，並處以長期監禁。

這名士兵在家鄉的父母和朋友都感到震驚，無法相信他會做出這樣的事：「他是個這麼好的男孩，來自一個良好的家庭。」「這根本不像他。」「他從小就一直是個積極、樂於助人、友善的人。」

「間歇暴怒症」（Intermittent Explosive Disorder）係用來形容對他人或財產進行攻擊的間斷事件。有些人表示：在行為爆發前會有緊張或興奮感覺。從自律神經系統的角度看，**間歇性爆發行為是種極端動員伴隨恐懼的例子。它就像焦慮，會導致無法控制的戰鬥或逃跑行為。**

晚間新聞中經常出現個別的間歇性爆發行為——在小學裡槍擊兒童和教師、炸毀教堂或自殺式炸彈襲擊。我們看到報導，對這些事件感到震驚，完全無法理解怎麼會有人對他人做出這樣的事情。

這些人的行為似乎沒有正當理由，暴力事件的程度與任何挑釁相比，都顯得極不相稱。如果你問他們為什麼這麼做，他們可能也說不出個所以然，或者即使回答了，也沒有人能理解。他們也許會說，事後立刻就會感覺到放鬆。然而，這種放鬆通常是短暫的，當緊張程度再次提高時，隨後的暴力事件可能會再次發生。

■ 無法停止的家庭暴力——為麼不逃走？

家庭暴力與在戰爭中面對敵人、或成為街頭隨機暴力受害者的情況截然不同，有些人只是因為情感關係惡化而成為家庭暴力的受害者。讓我們將焦點從施暴者轉移到受害者身上。一名男子和一名女子互相吸引，於是他們花更多時間相處；最終，他們同居並開始組織家庭。她和他在一起有安全感，甚至覺得他是她的保護者。然而，有一天，他突然失控並打了她。她感到意外和震驚，然後開始哭泣。

當情況平靜下來後，他給她一個擁抱，並且向她道歉。她要求他答應永遠不會再這麼做，他也答應了。過了一陣子，他們就淡忘了這件事情。一開始她還是謹慎防範，但看著他似乎已經冷靜，他們的生活就像回到過往——幾乎。

有一天，他突然又生氣並打了她一拳。她感覺到的不只是身體上的疼痛，還感受到威脅。當他恢復冷靜，立即表示非常後悔。他們再次親吻和好，但隨著這個循環不斷重複，她的生活從有安全感逐漸變成持續恐懼。他的身體比較強壯，所以她在打架時贏不了。她有時會幻想，趁他睡覺時用煎鍋打他。

她考慮過帶著孩子們逃離，但是她能去哪裡？她要住在哪裡？她要怎麼養活自己和孩子們？其他人會怎麼說？她感覺被困住了，看不到任何可行的選擇。她無奈地留下來了。但在這段關係中，女孩最初因為跟男孩在一起而感受到的喜悅已然消失。男孩注意到女孩對他的感情變冷淡了，這令他更加不安：「妳怎麼了？」

經歷幾次類似的事件之後，她失去反抗或逃離的意志。只能默默忍受，每當她被攻擊時，心靈就與自己的身體脫離，彷彿不在乎自己正在經歷什麼。有時候，她甚至感覺自己從遠處看著自己被打。她只希望這一切能快點結束，但最後，她連這個希望也放棄了。

這位女性經歷了一段漫長且不愉快的旅程，從愛（社交參與）、到基於恐懼的行動（反抗和／或逃離）再到基於恐懼的失動，她屈服於一種我們可以稱之為「僵住」的狀態，伴隨著冷漠、疏離和絕望的情緒。在他攻擊她的時候，如果她反抗，或者逃跑後被追上，她會受到更嚴重的傷害，只有屈服和被動才能幫助她生存。

她因為太羞愧而不敢告訴別人，所以獨自承受痛苦。別人的反應聽起來往往像是指責：「如果那麼糟糕，妳為什麼不逃走？」「為什麼不打電話給我？我會幫妳。」「妳怎麼能讓他繼續這樣對妳？」「如果妳那麼愚蠢，什麼也不做，那是你自己的錯。」這些評論很不公平，因為她真正需要的是被理解的感覺，還有安全感和支持感。

別人不太可能理解，**她的神經系統已經從社交參與倒退到壓力反應**，最後變成退縮和冷漠。她的行為正是由於受創的神經系統所導致的，人們還以為她仍是之前那個理性、功能健全和交際活躍的人。一般人並不了解這些變化背後的本能及情感機制，卻又太快下結論和批判。

首先，遭受虐待的女性需要找到一個安全環境，使她免於進一步的虐待。過去的事情已經發生，我們無法改變，但我們可以改變對待他們的情感反應方式。

有可能從這樣的虐待中恢復，並回到正常生活嗎？當這位女性第一次來找我時，她已經離開了這段關係。我先檢測她的腹側迷走神經功能，不出所料，我發現她處於背側迷走神經活動的狀態。第一次治療即將結束時，我再為她做一次檢測，發現她已經回到了社交參與的狀態。在結束治療之前，我又對她的頸部和背部進行了一些額外的治療，她告訴我：她感覺好多了。

然而，兩週後，當她回來進行下一次治療時，她又回到了痛苦、迷惘、退縮和冷漠的狀態。然後，她對治療再次產生正面反應，恢復到社交參與的狀態。之後她又來了幾次。每次離開我的診所時，她都恢復到社交參與的狀態，而且正面效果持續的時間愈來愈長。隨著時間過去，我的治療足以讓她走出恐懼、悲傷和絕望。每次她回到社交參與的狀態時，她受到困難情緒狀態的影響就又減少一些。**一個人即使只是在部分時間處於社交參與的狀態，與他人的互動就足以讓他開始調節自己的神經系統**。

這位客戶在我開發和測試基本練習之前來找我。經過幾次的治療，我教她使用第二部裡的神經筋膜鬆弛療法（見二九〇頁），釋放後頸的緊繃感。如此一來，她就不需要每次都來找我治療，而是可以在感到害怕、生氣或無助時，使用這項技法幫助自己調節。

■ 家庭暴力：不是只有男人打妻子

也可能男人被妻子打，孩子被父母打，父母被孩子打。儘管很少人願意談論自己遭受過性侵害或身體虐待，但家庭暴力問題比許多人意識到的更嚴重，因為大多數人不會輕易承認自己是家庭暴力的受害者。當我在課堂上討論家庭暴力時，雖然他們沒有說什麼，但我可以看到許多女性臉上有強烈的情緒反應。她們可能曾遭受來自父親的暴力行為，因為父親用打罵來教導她們應該怎麼做，或者是約會對象對性有期待而她們沒有滿足對方，或者是與丈夫在家庭預算問題上起爭執。這些女性也可能在想著，她們的朋友、女兒、母親或其他親近的人，曾是家庭暴力的受害者。

家庭暴力、人際暴力和跟蹤問題有多普遍？

美國疾病控制與預防中心正在進行一項持續性的調查：全國親密伴侶與性暴力。他們發現，人際暴力、性暴力和跟蹤在美國非常普遍。親密伴侶暴力係發生在兩個有親密關係的人之間，包括現任和前任配偶以及約會對象。追蹤的暴力行為包括：以打、踢或其他形式的體能去傷害或試圖傷害伴侶。這類暴力的發生頻率並沒有固定規律，從單次事件到持續毆打都有。

根據美國疾病控制與預防中心在一份標題為《二〇一〇年美國親密伴侶暴力》的報告中提出的數據：

- 十八%女性和一．四%的男性，在其一生中曾遭遇性侵。
- 二十五%的女性和十四%的男性曾遭受過親密伴侶的「嚴重」身體暴力。
- 十七%的女性和五%的男性在其一生中曾被跟蹤。

- 曾遭受過親密伴侶的身體暴力、性侵或被任何加害者跟蹤的女性，比沒有經歷過這些暴力的女性更容易罹患氣喘、糖尿病和腸激躁症。
- 經歷過這些暴力形式的男女，比沒有經歷過的人更可能有經常性頭痛、慢性疼痛、睡眠障礙、活動受限、身體健康和心理健康不佳。

需要注意的是，像這樣的統計數據總是會低估問題的嚴重性，因為許多受害者感到羞愧或受到威脅，通常不會向警方或醫療從業人員報告這類暴力行為，甚至不會向朋友或家人提起。大多數的受害行為在生活的早期就開始了。親密伴侶暴力通常始於情感虐待，而且可能發展到身體虐待、性侵或兩者皆有。暴力持續的時間愈長，心理影響就愈嚴重。

創傷經歷會帶來短期和長期的後果。症狀可能包括突然想起不愉快的往事、恐慌發作和睡眠障礙。受害者往往較為自卑，很難信任他人，容易在人際關係中遇到困難。受害者時常會感受到的憤怒、恐懼、退縮和無助，也許會導致飲食失調、由迷走神經背側迴路活動引起的症狀和自殺念頭。

而親密伴侶暴力與有害的健康行為有關，有些受害者試圖透過不健康的方式來應付創傷，例如抽菸、喝酒、吸毒或進行高風險的性行為。

當一個人受到侵犯時，他們的神經系統往往處於震驚或停滯狀態，在這種狀態下，他們很

容易接受催眠暗示。也就是說，他們對施暴者所說的話不進行批判性評估，一律照單全收。有時候受害者會被威脅：「如果你把這件事情說出去，我就殺了你。」

這可能使受害者難以啟齒、甚至無法談論所發生的事。如果治療師懷疑有這樣的情況，可以問：「你只需要回答我，是或不是——是否有人曾經威脅你，如果把這件事說出去就會傷害你？」如果他們回答「是」，那麼治療師可能就打開了大門，前提是患者能夠擺脫壓力，開口談論到底發生什麼事。

■家庭暴力造成的腦部影響

就生理機制來看，施暴者以及受到創傷的受害者，**他們的大腦結構和功能發生了實質上的變化，尤其是杏仁核**。

杏仁核位於中腦的顳葉裡，與我們對事件及資訊的情緒反應有關，並有助於決定我們面對潛在風險時的行為。以儀器掃描，杏仁核在感受到負面情緒的期間，會顯示出活動增加，而當我們經歷反覆或長期的壓力時，杏仁核會變大，使我們更容易進入壓力或停滯狀態。

海馬迴位於顳葉中，緊鄰杏仁核，是我們儲存非創傷性記憶的地方。隨著杏仁核的增大，海馬迴會因為持續暴露於威脅和危險的經驗中而縮小。

■「夢想」的療癒能力

如果我們曾經遭受創傷，回憶起生活中的夢想、使命和／或目標——這些賦予生活意義的事物——將有助於更快恢復。我問過一位遭受家庭暴力的客戶：「妳曾經有過什麼夢想，但妳已經忘記了？妳想做什麼？」她說，她想為自己和兒子創造美好的生活。透過這種方式，她開始展望未來，而不是執著於過去發生的事。

根據我的臨床經驗，單次創傷經歷的受害者通常能夠迅速恢復到正常狀態。相較之下，家庭暴力的受害者因為長時間遭受一連串的身心傷害，不太可能迅速恢復。

成功的治療結果需要一次又一次地將患者提升到社交參與的層級，直到他們穩定到足以自我調節並正常運作。在這個過程中，**恢復他們先前的夢想是有幫助的**。

創傷後壓力症候群

創傷後壓力症候群（PTSD），有時也叫做創傷後壓力症（Post-traumatic stress syndrome,

PTSS），已成為一種常見的診斷結果。隨著世界性災難與戰爭的發生，例如伊拉克和阿富汗戰爭，我們愈來愈意識到，有大量退伍軍人受到創傷後壓力的折磨。

■創傷如何影響自律神經系統？

假如我們擁有一個富有彈性的自律神經系統，那麼在經歷創傷事件後的一段時間內，我們會恢復到社交參與狀態。但不幸的是，有許多人無法迅速恢復。

每個人都會經歷強烈、震撼和痛苦的事件，但我們對於類似事件的反應各不相同。有些人能夠很快克服這些事件，回到平衡、穩定和社交參與的狀態，繼續他們的生活。有些人則會因所發生的事情而改變，其影響可能是長期、令人筋疲力盡的，甚至失能，這些負面結果甚至可能持續一輩子。**如果一個人一直陷在脊椎交感神經活動的狀態中，這種情況的精確描述就是：「創傷後壓力」**。

然而，在經歷創傷後，並不是每個人都會陷入慢性壓力狀態。許多人其實會處於背側迷走神經活動狀態，伴隨抑鬱行為，把他們的情況稱為「創傷後壓力」是不準確且令人困惑的，且會導致無效治療。正確的說，**應該將創傷後的結果區分成兩種：慢性創傷後脊椎交感神經啟動狀態（即戰鬥或逃跑的壓力反應），和慢性創傷後背側迷走神經活動狀態（退縮或停滯）**。

有時候，患有創傷後壓力症候群的人會在這兩種狀態之間反覆切換，而這兩種狀態都會阻礙社交參與。許多返家的士兵被診斷為創傷後壓力症候群，但治療他們的人往往沒有找到有效的治療方法。令人遺憾的是，許多曾在戰場上為國服務的男女最後因此陷入社交孤立狀態，其中有人選擇自殺，而且比例高得驚人。

我發現單純使用「創傷後壓力症候群」這個術語並不夠具體，容易誤導，又經常造成混淆。「創傷後壓力」描述了對過去某個事件的持續性身心反應，但並未指出目前因該創傷所導致的問題性質。它只是承認發生過某些創傷事件，而且其影響仍在持續中。

許多被診斷為創傷後壓力症候群的病人來到我的診所時，他們的神經系統並非處於壓力狀態（經由脊椎交感神經鏈的啟動），而是處於慢性背側迷走神經狀態。他們沒有戰鬥或逃跑，而是陷入恐懼、冷漠和絕望之中。因此，若把他們當作處於壓力狀態來治療，只會讓人感到困惑且適得其反。

藉著區分創傷後壓力和創傷後停滯，我們可以更清晰地了解，也更有用。患者的行為和症狀是交感神經系統活動的跡象，還是背側迷走神經活動的跡象？交感神經鏈活動通常會導致所謂的壓力行為，而背側迷走神經活動會使人退縮並表現出憂鬱行為。任何程度的停滯都來自於背側（原始）迷走神經分支活動的激增。這種停滯反應是哺乳類動物與其他所有門類和幾乎所有脊椎動物所共有的，而且在進化階梯中一路向下延伸，甚至到無頜魚類，例如七腮鰻。

在治療創傷後壓力時，治療師往往著重於創傷本身，而非事件之後的精神生理問題。回憶經歷並向他人傾訴，確實是一種紓解創傷後壓力的方法，但並不是唯一的方法，而且往往適得其反，因為回憶可能會使人再度受創。

在許多情況下，治療師繞過對事件的回憶，改以練習或徒手治療來恢復社交參與狀態，往往更簡單也更有效。

丹麥曾有一個企劃，他們雇用一群治療師治療來自阿富汗和伊拉克戰爭的創傷受害者。這些治療師裡含蓋數名傳統心理學家、一名顱薦椎療法治療師，以及幾位使用各種療法的身體治療師。

所有受試者都接受了相同次數的治療，包括語言和非語言治療。有些人先接受顱薦椎療法，再接受其他身體療法，其他人則是先接受較為傳統的語言形式療法。

回顧結果，治療師注意到，先接受非語言顱薦椎療法的受試者比先談論經歷的受試者的效果更好。小組中的一位心理學家馬克・萊文（Marc Levin）推測，人們在接受過身體療法之後感到安全和放鬆，他們會覺得更強壯，因此在開始談論經歷時會更開放。相較之下，先談論經歷的人似乎比較難以釋懷，其中有些人的創傷還可能被再次激發。⑫

患者在療程中回憶創傷事件時，可能會進入催眠狀態，並重新激發事件中的情緒狀態。假如治療師說出像是「那真是太可怕了」這類的評論，這可能會覆蓋在當事人的自身經驗之上，使其不再只是個人信念。有另一個人——一位權威人士——同意患者的抱怨，所以可能增強其影響。因此有可能在療程結束時，患者的狀況比剛來時更糟糕。

■擺脫創傷後壓力症候群的方法

對於被診斷患有創傷後壓力症候群的人，我的治療目標是將他們從脊椎交感神經迴路或背側迷走神經活動狀態中解救出來，使他們進入社交參與狀態。接下來的挑戰是幫助他們保持社交參與，並在必要時反覆進行這種轉換。

認為背側分支的活動純粹是心理問題，需要以語言方式治療，這是錯誤的；較為恰當的說法是：這是一種心理生理狀態。

醫生通常會以抗憂鬱藥物來為背側分支活動的心理表現進行化學治療，這些藥物中有許多被當成興奮劑使用，它們會引起神經系統的激動狀態。使人們全身動員，但並不會帶來理想的社交行為，或幸福快樂的狀態。

⓬ 這項治療企劃並沒有對外發表正式的報告，這份摘要是根據心理學家馬克．萊文多年來的個人對話整理而成。

了解壓力和迷走神經分支的新觀點，對於治療精神及心理疾病有很大的幫助。由迷走神經背側分支啟動內臟器官所引發的生理狀態，會大量消耗資源並降低生活品質——不僅影響個人本身，還波及其家庭和周圍的人，也因為治療這些心理問題而對社會造成經濟影響。

我相信，透過本書中所描述的簡單且免費的徒手技法和練習，可以將憂鬱症患者的自律神經功能提升至最高程度。

■ 創傷事件後我們如何恢復

自律神經系統通常具有自我調節的能力。如果我們在環境和身體方面感到安全，自然會進行社交參與——與他人分享並感到自在。同樣的，我們也可能在沒有恐懼的情況下失動（靜止不動），以便休息、重建身體和進行生殖行為。

當我們在與他人的社交互動中感到安全時，會使我們從壓力或停滯狀態恢復到社交參與狀態。然而，實際上可能並非如此。有時，造成恐懼的情況可能已經結束，我們已經停止逃跑或戰鬥，目前不再處於威脅或危險之中——但我們的神經系統可能陷在過去，並保持在戰鬥、逃跑或僵住（解離）的狀態。當戰鬥、逃跑或失動的生存反應被激發但未完全紓解時，就會出現創傷後壓力。

當神經系統失調時，我們會呈現解離狀態。失去與身體、他人或此時此地的聯繫。因此變得既無能又脆弱。有許多常見詞語能夠形容這種情況，例如「與現實脫節」、「心不在焉」、「失魂落魄」。從神經系統的角度來看，我們失去腹側迷走神經的功能。這可以利用第四章所描述的迷走神經功能檢測來觀察。

恢復迷走神經自我調節功能的訣竅在於，做些事讓自己重新穩定下來，找回感官知覺，主宰自己的身體，回到當下的現實中。有些人藉由冥想得到幫助，有些人藉助於祈禱，還有一些人則用釣魚或獨自去一個安靜的地方思考來得到幫助。

在本書的第二部，我介紹了一些能幫助大多數人在幾分鐘內恢復腹側迷走神經功能並重新找回自我的練習。我還介紹了一種徒手技法，叫做「神經筋膜鬆弛療法」（見二九〇頁），透過這種方法，任何人都可以幫助另一個人恢復其迷走神經功能。

有些人也許會尋求治療師、輔導員或老師的協助。無論這些健康專業人士的方法為何，或他們聲稱能夠帶來什麼樣的正面效果，重點在於他們的方法是否真的有效。假如檢測結果指出，在干預前，腹側迷走神經功能失調，那麼同樣的檢測，應該能在干預後顯示，腹側迷走神經功能已經恢復正常。如果我們試圖利用社交互動來恢復我們神經系統的調節作用，便必須確定，我們選來與之互動的人本身功能正常。這裡有一個簡單的評估方法，即問自己：「**我和他們在一起之後，我的感覺變得更好嗎？**」我們都曾有過與人相處後感覺更糟的經驗。

一旦我們恢復平衡並且能夠自我調節，就會發現，當與那些曾讓我們情緒低落的人在一起時，韌性會變得更好。

在理想的情況下，我們比較不受到他們的影響，或者至少能更快地恢復。儘管有時候可以盡量減少與那些讓我們心煩的人相處，但我們無法總是避開，因此能夠更有韌性地應付是很有幫助的。

耐心也很重要。即使我們只成功地幫助自己一次，也會讓下一次變得更容易。活著就意味不斷面對挑戰、威脅和危險，而調節作用是一種持續的過程，讓我們成功應付下一個困境。如果能夠保持穩定、不變得惶恐不安，並維持或迅速恢復腹側迷走神經的正常功能，那麼我們將更容易應付新的挑戰。

憂鬱症與自律神經系統

在美國和加拿大，憂鬱症仍然是導致醫療失能的主要原因，占所有醫療失能的近十%。近年來，醫生開出愈來愈多的抗憂鬱藥。在我居住的丹麥，服用抗憂鬱藥的人口接近八．三%。

（台灣地區依行政院統計資料顯示：二〇二三年抗憂鬱藥物使用人數已超過一百七十萬人）憂鬱症最常見的治療方式是使用抗憂鬱藥物，目前這類藥物在美國的處方藥中排名第三，二〇一三年的全球銷售額超過九十八億美元。

被診斷為憂鬱症的人，或處於憂鬱狀態的人，往往對曾經感到愉快的活動失去興趣。他們有食慾不振、暴飲暴食或其他消化問題。他們的精力降低，變得不活躍、內向、冷漠、無助和不合群。他們可能感到悲傷、焦慮、空虛、絕望、自卑、內疚、易怒、羞愧或坐立不安。他們可能嗜睡、缺乏精力和缺乏目標導向的活動。他們也許會有注意力不集中、記憶細節困難或難以做決定的問題，並且經常被纖維肌痛症所困擾。他們可能會考慮自殺、企圖自殺或真的自殺。這些都可能是背側迷走神經活動的症狀。

如果我們因為感覺不舒服而去看醫生，醫生也許會經由問診並根據回答來確定我們是憂鬱或壓力過大。但醫生不會考慮這種情況或許只是暫時的，而是假定這是半永久性的，然後開藥。通常會有一段調整劑量的時間，直到患者感覺好轉。之後，我們或許要持續服藥數月，甚至數年。

許多來找我的人都希望停止服用藥物。儘管我非常支持，但我還是告訴他們，停藥應該在開藥醫生的指導下進行。此外，我建議他們上網查詢服用藥物的不良副作用，並了解停藥後可能出現的戒斷症狀等相關資訊。

發表於《美國醫學會期刊》的一項研究顯示，抗憂鬱藥對輕度憂鬱症的效果並不比安慰劑好。這些藥物常常有不良副作用是眾所皆知的。然而，抗憂鬱藥仍然是美國最常用的一類藥物，每年開出的處方簽有二點七億張。

這引發了一些顯而易見的問題：為什麼醫生會開出這麼多的抗憂鬱藥？我們能否從新的方法中受益？

我相信根本的問題在於：對自律神經系統的本質缺乏理解。自律神經系統通常應該是靈活、有彈性的，只會暫時受到壓力源的影響。多重迷走神經理論也許能為新方法指明方向。

醫學文獻通常著重在慢性壓力的生理學，較少關注憂鬱症背後的生理學。當有人帶著心理學家或精神科醫生的憂鬱症診斷書來到我的診所，或者表現出憂鬱行為時，他們的問題通常伴隨著背側迷走神經的活動狀態。

在多重迷走神經理論提出之前，背側迷走神經問題缺乏在神經系統方面的生理模型，這也許就是為什麼一直很難找到安全、有效且不依賴藥物的憂鬱症治療方法。

而史蒂芬．波吉斯的多重迷走神經理論著重於自律神經系統、情緒和行為之間的關係，他的研究喚起了心理學家、精神科醫生和眾多具有才華及遠見的創傷治療師對這些理解應用日益濃厚的興趣。

躁鬱症

躁鬱症是一種行為模式，其特徵是高度活躍、興致高昂和狂喜（即「躁症」）時期與憂鬱行為時期交替出現。

躁症的特徵是異常高程度的能量以及高昂、歡欣鼓舞的情緒。躁狂時期之後，會出現迷走神經背側分支活動的時期，呈現出低能量狀態。在某些人身上，這些情緒波動之間會有「正常」時期；而在另一些人身上，背側分支活動和躁狂狀態會不斷交替出現，沒有暫緩的時期。這類人往往與身體感知脫節，並且可能出現妄想和幻覺等精神病症狀。在美國有多達四％的人口深受躁鬱症所苦。

從多重迷走神經理論的角度來看，**躁狂期可以視為脊椎交感神經鏈的啟動**。在躁狂狀態下，一個人會消耗大量能量進行許多活動，但不一定能從中獲得樂趣或滿足。

在我的診所裡，許多客戶告訴我，他們已經經過專業的心理學家或精神科醫生的診斷。我並沒有接受過心理或精神診斷的專業訓練或資格，我的觀察結果所根據的都是這些客戶在治療方面的經驗。令人驚訝的是，我只用同樣的方法——培養社交參與的技巧——就能幫助這麼多人解決不同的心理或精神問題，包括躁鬱症。

■躁鬱症案例研究——「基本練習」的緩解效果

幾年前，一位五十多歲的女性來找我做顱薦椎療法。我問她希望得到什麼樣的正面改變。她說她聽到很多關於我們顱薦椎療法的好評，而且「想要再放鬆一些」。

她接著說，她被診斷為躁鬱症，並在過去二十年間反覆進出精神病院。她提到，她會經歷呆滯期，然後進入繁忙活動期。

在丹麥，有些醫院有比較具彈性的精神病護理系統。患者住院接受一段時間的治療，感覺自己能夠應付後，可以請求精神科醫生讓他們出院，並在需要時再次住院。這位客戶告訴我，當她脫離憂鬱狀態時，她覺得必須立刻行動，甚至狂亂地完成所有事情。當她陷入憂鬱時，她就會自行住院，接受治療。

這位女士告訴我她的過去時，我從她的肢體語言中看出她處於解離狀態，而她的話也證實這一點。她說，她覺得自己並沒有踏實、安心地待在自己體內，而是從外面看著自己的生活在眼前流逝。

許多女性會經歷產後憂鬱，而這位女士的躁鬱狀態是從她兒子出生後不久開始的。產後憂鬱引發婚姻危機和自身危機並不罕見；由於妻子因迷走神經背側分支引起的停滯／憂鬱，丈夫也許覺得她已經不再是當初愛上的那個女人。

這對夫妻不幸地走上關係惡化的道路，因為寶寶的出生並未帶來他們夢寐以求的喜悅。

如果分娩過程困難，尤其是經歷了剖腹產，產後憂鬱可能會加重。即使剖腹產是基於挽救孩子或母親的生命的必要醫療，但對女性的身體來說仍然是一種衝擊，不僅在腹部肌肉留下疤痕組織，還會在子宮內部留下疤痕。有些女性需要多年時間才能擺脫產後憂鬱，不幸的是，有些女性從未完全康復。

我告訴這位女士，我並沒有資格治療她的精神狀況，但我會試著讓她的自律神經系統更具有彈性來幫助她放鬆。

作為一名徒手治療師，我會小心翼翼，不暗示我能成功治療任何精神問題。如果患者經診斷患有精神疾病，而且我對治療他們感到不放心，我會決定不進行治療。如果你是一名治療師，對這種情況有疑慮，可以建議客戶諮詢他們的精神科醫生或心理學家，以確定是否有任何理由不該接受你的治療。

我發現這位客戶的前兩節頸椎有轉位現象，如果能改善她腹側迷走神經的功能，也許對她有幫助。我教她做基本練習來改善頸椎的位置。之後，當我再次檢查她時，發現她的前兩節頸椎轉位程度減輕，腹側迷走神經的功能也恢復了。

一週後，當這位女士回來進行下一次的療程時，她看起來像變了個人似的，既冷靜又專注。我檢查她的迷走神經功能和前兩節脊椎的位置，情況依然良好，第一次治療的效果仍在。

她告訴我，她現在精力充沛，能夠冷靜地完成事情。她說她感到自信，已經準備展開自己的新生活。

我告訴她，如果她覺得還需要幫助，隨時歡迎回來。我建議她去找一位優質的心理學家，並提議她可以利用這些幫助，以新的方式管理她的人際關係和規劃未來的計畫。

到現在，她的兒子已經長大上學了，自己獨立生活。我的客戶表示對錯過很多當母親的經歷感到遺憾，因為她花了太多時間在精神病院。生子後的二十年裡，她也錯過了受教育、追求職業和工作發展的機會。她還與一個男人同居，這個男人在她患有躁鬱症時融入她的生活，但現在他們的關係對她來說已經不再合適。

然而，她並不悲傷，反而安靜地保持樂觀。她在評估自己的情況時既不躁狂也不沮喪，她冷靜地以清晰的聲音表達自己的決心，要為自己創造一個美好且有意義的生活。

注意力不足過動症的生理因素

除了注意力不足過動症兒童的交感神經系統持續受到刺激之外，我相信可能還有另一種生理原因。我曾在同一段時間內接觸五位患有注意力不足過動症的客戶——全部都是男孩——並注意到他們都有裂孔疝氣（請參見第五章）。這使我推測，**他們不斷從一個姿勢變換到另一個姿勢，是為了改變呼吸橫膈膜的緊繃程度**。在保持新的姿勢幾秒鐘之後也會變得不舒服，所以他們需要再次移動。

我使用兩種技法的組合來緩解他們的症狀。基本練習（見二八〇頁）針對迷走神經的功能障礙，使食道上三分之一得以放鬆。這樣就可以用裂孔疝氣技法（見一六九頁）輕柔地伸展食道，把胃從呼吸橫膈膜中拉出來，回到正常的位置。

心理學家或精神科醫生在進行診斷時，往往未考慮到，患者的問題可能源於自律神經系統的功能失調。根據我的經驗，**幫助患者處於腹側迷走神經狀態，能減少或消除他們的問題**。

第七章

自閉症類群障礙的檢測與治療

自閉症類群障礙一詞包括自閉症、亞斯伯格症以及其他相關疾病（注意力不足過動症並未被定義為自閉症類群障礙）。自閉症類群障礙涵蓋了範圍廣泛的症狀、不同程度的損傷，和可能出現在兒童或成人身上的失能。這些被認為是腦部發展障礙的症狀，可能會引起嚴重的社交、行為和溝通困難。然而，目前沒有針對這些障礙的神經檢測方法。

自閉症有許多不同的類別，這些障礙以獨特的方式影響每個人，程度從非常輕微到極其嚴重。患有自閉症類群障礙的人有部分相同的症狀，他們似乎以不同於他人的方式處理大腦中的訊息。自閉症類群障礙的確切成因尚不清楚。研究指出，基因和環境都扮演著重要角色。

在基因方面，有部分證據是根據觀察結果：假如一對同卵雙胞胎中有一個是自閉症患者，則另一個患有自閉症的機率也很高。然而，儘管已經投入數億美元，研究人員仍未確定有可能是哪些基因缺陷導致自閉症。理想情況下，這些問題將很快得到確定，但目前基因方面的研究並沒有針對自閉症類群障礙的有效治療方法。

自閉症類群障礙的診斷主要是根據心理學家對行為的觀察。然而，進行檢測的人通常不會考慮自律神經系統中社交參與部分的生理徵兆。**但自律神經系統在某種程度上決定情緒狀態，而情緒狀態是決定行為的影響因素之一**。我相信，如果我們改變了一個人的情緒狀態，就可以改變他的行為。

某些自閉症類群障礙的病例是否能理解為自律神經系統障礙的表現？這些個體通常處於慢性的戰鬥或逃跑狀態或背側迷走神經退縮狀態。他們有時會從一種狀態突然轉換到另一種狀態，讓照顧者措手不及，但這一切並沒有明顯的原因。患者的行為經常難以預測，而且不符合當時的情況。根據我的臨床經驗，我建議自閉症類群檢測應包括評估腹側迷走神經功能。如果顯示出功能障礙，進一步的研究可以探討，藉著優化該神經的功能使患者進入社交參與狀態，是否會帶來行為上的積極變化。我相信這是有可能的。

■ 自閉症有多普遍？

被診斷為自閉症類群障礙的人數不斷增加，使自閉症類群成為增長最快的發展性障礙之一。在美國，每年增加的比率是十％到十七％。根據美國疾病控制與預防中心自閉症和發展障礙監測網絡的估計，大約每六十八名兒童中就有一人被確診為自閉症類群障礙。另外也有研究指出，每九十名兒童中有一人受到自閉症類群障礙的影響（台灣地區依衛福部統計資料顯示：二〇二三年自閉症患者已經超過兩萬人，患病率為一比三十六）。

自閉症的經濟成本十分巨大，不僅對個別家庭，對整個社會也是如此，因為與自閉症相關的醫療和其他服務需求急劇攀升。根據其他研究估計，美國自閉症兒童的相關經費為每年六百一十億到六百六十億美元；自閉症成年人的經費估計為每年一千七百五十億到一千九百六十億美元。

更重要的是，這對我們的社會來說也是一種人力損失。自閉症的個人代價之一是給父母帶來沉重的情緒負擔，這是無法用金錢衡量的。在孩子出生之前，父母曾希望像其他家庭一樣，擁有正常的孩子；但自閉症患者往往無法工作，無法提供勞動力，或者在撫養下一代方面遇到困難。無論父母之前的目標是什麼，他們現在必須以新的方式優先照顧孩子。

■如何改善自閉症兒童的行為

脊椎交感神經鏈的活動和／或背側迷走神經的活動，可能是自閉症類群患者神經系統的生理特徵。他們也可能因器官功能障礙而引發身體問題。

自閉症患者的家人或照顧者可能會注意到，患者有時會在沒有明顯原因的情況下表現出恐懼和驚慌。他們也許對某些刺激物過度敏感，例如環境中別人察覺不到的刺激物，或是令他們聯想到過去某些事情的事物——又或者他們只是單純地想像出某些危險。看到患者行為的人會發現，這些反應是沒有根據的，並認為沒有什麼好擔心的。

有時候，**自閉症類群患者會陷入「戰鬥或逃跑」或停滯的狀態，或者在這兩種狀態之間來回切換**。他們可能處於停滯狀態，蜷縮在自己內心，顯得冷漠無情，但下一刻卻突然變得外向、害怕或具攻擊性。對於那些不理解患者行為的人來說，他們的反應似乎奇怪且無法預測，這往往使患者的行為顯得不合群。許多父母或照顧者對於這些突然的行為轉變感到困惑和驚訝，因為他們沒有意識到任何可能引起這些情緒變化的原因。

自閉症的心理檢測能評估行為，並界定不同類型的自閉症，但沒有考慮到波吉斯對自律神經系統功能的新解釋，及其中的潛在生理因素。因此，治療主要集中在訓練父母適應孩子的特殊需求，而不是改善孩子的狀況，使他們不再產生這些特殊需求。

多重迷走神經理論提出一種新的生物行為模型，將自閉症行為與自律神經系統的特定生理狀態聯繫起來，使我們有可能開發出更有效的自閉症治療策略。

許多自閉症患者受到脊椎交感神經鏈或背側迷走神經活動的影響，或在這兩者之間搖擺不定，**簡單來說，他們缺乏社交參與**。我們可以把重點放在使用或開發一些干預措施，幫助患者進行社交參與，並改善腹側迷走神經及其他四對相關腦神經的功能，以促進更多的社交行為。

史蒂芬．波吉斯選擇與自閉症兒童合作，並且成功改善他們的行為。他將此成果解讀為：多重迷走神經理論所提出的神經系統模型具有一定的效能。我受到他成果的啟發，也開始治療自閉症患者，並且獲得部分成功。

自閉症的希望：聽力治療計畫

就多重迷走神經理論和聽力計畫兩者而言，史蒂芬．波吉斯做出重要的區別；**前者的重點是通向中耳肌肉的腦神經特殊功能，後者的重點則是專注聆聽，以促進社交參與**。

波吉斯在我們對聽力的理解上取得突破，這是影響了大約六〇％的自閉症兒童的問題之一。我在二〇〇年五月二十三日至二十四日於倫敦舉行的「生命的呼吸研討會」（Breath of Life Conference）上聽到史蒂芬．波吉斯的演講。他指出，與聆聽和處理人類聲音相關的問題，可能與第五對及第七對腦神經的功能不佳有關，而不是像典型耳聾那樣與第八對腦神經有關，聆聽機制可能是自閉症症狀的一個重要組成。

自閉症類群患者在很多方面對父母、教師和其他照顧者來說都是一種挑戰。任何接觸自閉症兒童的人都會注意到，他們往往無法理解別人在說什麼，也無法進行正常的雙向交流。許多自閉症類群患者似乎不理解別人對他們所說的語意，其中許多人甚至根本不說話。這對心理學家和精神科醫生來說尤其具有挑戰性，因為自閉症患者通常在口語交流方面有困難，所以，口語治療法毫無作用。

因此，在標準做法上會檢測患者的第八對腦神經（聽神經）——其感覺纖維位於內耳深處——以確認他們是否有足夠的聽覺能力。這種檢測通常在安靜的房間內進行，沒有背景噪音，或是讓受試者佩戴能消除所有其他聲音的耳機，只聽到要測試的頻率。大多數的自閉症類群患者都能通過標準的聽力檢測。

這項針對自閉症類群患者的檢測問題在於，它只是測量聽覺機制的一部分。史蒂芬・波吉斯認為，為了讓人們聽到並了解別人所說的話，還需要另外兩對腦神經：三叉神經（第五對腦神經）和顏面神經（第七對腦神經）發揮作用。

為了學習說話，我們首先要能夠聽見並理解口說語言。波吉斯發現，**許多自閉症類群患者的第五對和第七對腦神經有功能障礙**，**這影響他們聽見和理解口說語言的能力**。這些神經起源於腦幹，每條神經都有幾個不同功能的分支，其中兩條分支通向中耳的兩塊肌肉。第七對腦神經通向中耳內的一塊小肌肉——鐙骨肌，第五對腦神經則通向鼓膜上的鼓膜張肌。

第七對腦神經的諸多功能裡，其中之一是支配鐙骨肌。當鐙骨肌正常運作時，它有助於降低超出和低於人類女性聲音頻率範圍的音量，以幫助孩子專注於母親聲音頻率範圍內的聲音。當這塊肌肉正常運作時，孩子可以在背景噪音中輕鬆聽見母親的聲音，跟母親學習語言，與母親和其他人溝通。

支配鐙骨的第七對腦神經還有其他分支，其中一條分支控制顏面肌肉（又叫做「情感表達的器官」）。當這條神經運作不正常時，通常會缺乏表情。被診斷為自閉症的兒童和成人，其特徵之一即是無法自然表達情感，他們平淡的表情使人在對話時不易明白他們的情感。因此，別人往往誤認自閉症患者缺乏同理心。

正常聽力與睜開眼睛的肌肉，在神經上有相關性。眼周的扁平環形肌肉由第七對腦神經支配，聽力有問題的人通常有眼瞼下垂的情況。抬眉毛——就像我們聽到令人驚訝的事情時那樣——可以幫助我們理解口說語言。所有這些因素都指出，第七對腦神經的正常運作對於聽力的重要性。

第五對腦神經的一個分支調節鼓膜張肌的張力，該肌肉與調節連接至喉嚨的耳咽管有關。鼓膜張肌與鐙骨肌相似，負責調節聽小骨（中耳小骨）的硬度。收緊聽小骨鏈會增加耳膜的緊繃度，從而減少低頻背景音的音量。

鐙骨肌和鼓膜張肌的其中一個作用，是減弱如咀嚼時所產生的聲音。如果中耳肌肉收縮不足，低頻聲音的可感知音量可能會非常高，甚至掩蓋人聲。這種情況叫做聽覺過敏。

對聽覺過敏的人來說，外來的聲音令人不安，甚至痛苦。有些自閉症兒童會把手指塞進耳朵來阻擋聲音，特別是低頻聲音。在這種情況下，孩子只能處理有限頻率範圍內的聲音，因此人類語音頻帶內的聲音可能會被背景音掩蓋，而低頻聲音可能會被功能性地放大。

對聲音過敏的孩子或許會對其他人的聲音過度反應，尤其是男性的低沉話聲。當他們把手指塞進耳朵時，這可能會被誤解為孩子不想聽別人說話，但實際上他們只是想保護自己的耳朵不受痛苦。

日常生活中的噪音包含低頻聲音（例如，吸塵器、交通噪音或自動手扶梯），對於患有這種情況的人來說似乎難以忍受。他們無法理解別人對他們所說的話，因為背景噪音讓他們十分困擾，儘管同樣的噪音對其他人來說並沒多大影響。我有一位病人是一名十一歲的男孩，每當有火車從我辦公室窗外不遠處經過時，他就會把手指塞進耳朵裡來減低音量。我以前從未注意到火車經過的聲音，而我的其他客戶也從未對這件事產生反應。

肌肉和神經的另一種功能障礙，可能導致相反的聽力和理解問題。肌肉張力不足以充分放大聲音，導致聲音無法充分傳遞，使得孩子聽不見別人對他所說的話。這往往會被誤解為對溝通和社交活動缺乏興趣，或被認為孩子不想回應或不願意做別人要求的事。

患有這些問題的孩子有時會變得很擅長讀唇語和解讀肢體語言。他們看起來對答如流和善於交際——但是當他們無法讀唇語時（例如說話的人不在正前方）就會遇到問題。

有些成年人也會在無法看到對方的臉時，難以理解對方所說的話。讀唇語的人會注視對方的嘴巴，而聽力正常的人會看著對方的眼睛，或者在聆聽時轉移視線。那些在多人同時說話時難以理解的成年人，也許會避免參加派對或到擁擠的餐廳去，且偏好一對一的會面。或者他們會使用另一種策略——一直說話，以避免暴露自己聽不懂別人的話。

自閉症類群的孩子在嘈雜的教室中可能會遭遇很大困難。尤其是孩子對聲音過於敏感時，高度背景噪音會讓他們感到痛苦，而內耳功能正常的孩子則會覺得噪音是可以接受的。

對於患有嚴重聽覺過敏症的孩子來說，環境聲音會引起無法逃避的劇痛。接收日常生活中的各種聲景，感覺就像籠子裡的老鼠，在不可預測的時間間隔內被電擊刺激。這些孩子也許甚至並未意識到自己有問題；如果他們生來就有聽覺過敏，他們可能不知道這種隨機的創傷是不正常的，只是覺得：「人生就是如此。」

想像一下，在看電影時音量被調到最大——演員的聲音在你耳邊尖叫，你自然會迫不及待地想要離開電影院，最後你如願捂著耳朵離開了。但如果你是一個無法離開電影院的自閉症兒童呢？即使你捂著耳朵、拼命尖叫，都無法停止這樣的折磨呢？這就是自閉症兒童無法擺脫、逃跑的困境。

為了研究腦神經功能障礙的影響——而且最後證明了多重迷走神經理論的有效性——史蒂芬·波吉斯設計了他的聽力治療計畫，並且在自閉症類群的受試者中進行研究。⓭ 在同儕審查的研究中，他描述了使用聽力治療計畫對自閉症兒童進行的實證研究。波吉斯過去二十年的研究和科學文章，界定出一種可能導致自閉症行為的生理模式，對理解和治療自閉症方面取得重大突破，並且為新的治療方法開闢了可能性。他所開發的方法，已經幫助許多人改善他們的溝通技巧和社交行為。

波吉斯假設，許多自閉症類群的孩子在使用語言互動方面產生困難，是因為他們中耳肌肉的神經調節功能發生如前述的障礙。第五對和第七對腦神經是社交參與不可或缺的兩對腦神經，起源於腦幹，並且有分支通往中耳的這兩塊肌肉。

波吉斯用一種巧妙的干預方法來治療一大群被診斷為自閉症的孩子。在他的「聽力治療計畫」研究中，所有接受測試的孩子都被診斷為自閉症類群，而且其中許多孩子也患有聽覺過敏症。所有的孩子在接受大規模的聽力測試後，都進行了為期五天的治療，每天五次，每次四十五分鐘。研究報告指出，波吉斯及其團隊證明了，經過電腦特殊處理的音樂能改善聽覺處理能力，並增強腹側迷走神經對心臟的調節。

⓭ 聽音治療現在由「整合聽力系統」（Integrated Listening Systems）提供，稱為「安適療癒整合治療：社交參與的入口」（Safe and Sounds Protocol: A Portal to Social Engagement）。http://integratedlistening.com/ssp-safe-sound-protocol

第二篇研究報告物描述了波吉斯團隊進行的兩項試驗。第一項試驗：比較戴耳機的兒童和直接聆聽經過電腦處理的音樂的兒童，經處理的音樂加強了語調的聲學特徵。第二項試驗：一組兒童聆聽經過電腦處理的音樂，另一組則聆聽未經處理的相同音樂。在這兩項試驗中，只有聆聽經過電腦處理音樂的兒童呈現出聽覺過敏降低的情形。我曾有機會親自聆聽這種特殊的音樂。聽了幾分鐘後，我感覺中耳的肌肉彷彿受到了刺激和鍛鍊。我的鼓膜發癢，中耳的結構感覺像是在跳躍、舞蹈和振動。更重要的是，我的聽力和聆聽清晰度都有所改善。

波吉斯在他的演講中播放了幾段令人振奮的影片，呈現這些孩子的變化，當他們能夠理解別人所說的話時，他們掙脫了過去的社交孤立狀態，開始與他人交流。波吉斯一直致力於改進他所使用的聲音刺激及傳遞聲音的方式。截至二〇一六年撰寫本文時，他正在墨爾本、洛杉磯和多倫多註冊臨床試驗。

「聽覺」如何影響自閉症兒童

為了能夠社交和進行雙向交流，人們必須聽見並解釋他人所說的話語的意思。

如前面提過的，**聽覺和理解問題是許多自閉症類群患者的特徵**，這種現象已得到廣泛的認同。史蒂芬・波吉斯在他的多重迷走神經理論中首次指出這一點，我在執業過程中也證實了。然而，這些**聽覺問題通常與第五對腦神經和第七腦對神經的功能失調有關**（如波吉斯所述），而不是與常被誤認是唯一負責聽覺的神經，第八對腦神經（聽神經）有關。

當一個自閉症、亞斯伯格症或面臨其他問題的孩子來到我的診所時，我會詢問家長有關孩子聽力的情況。他們總是說孩子的聽力已經由耳科專家檢查過，報告顯示聽力正常。大多數自閉症孩子的聽力都是用普通方式檢測：他們戴上耳機，聆聽耳機中傳來不同音量和頻率的聲音時作出反應。

家長們幾乎總是被告知孩子的聽力很好，但這忽略了自閉症孩子聽覺問題的核心。問題不在於孩子有沒有在無背景噪音的測試中聽到單一音調，真正應該問的是：孩子能在有背景噪音的情況下聽見人聲嗎？孩子是否有能力過濾背景聲音，尤其是低頻聲音？

一位母親曾帶著她九歲的兒子來找我，因為他在學校有攻擊性的行為。我通常會進行一個簡單的測試來檢查這類病人的聽力。請孩子轉身背對我，讓他們看不到我的嘴型，然後發出一個簡單的任務，例如，讓他們穿上外套。家長往往會抗議，說這樣是讓孩子處於不利位置，因為看著說話者的臉對他們來說最容易。這位母親也說了類似的話。於是我問她，當她試圖讓孩子做事，但她的兒子在另一個房間或看不到她的臉時，會有什麼狀況。

母親回答說：「如果他沒有回應，我會保持冷靜，再跟他說一遍。」

「如果他還是沒有回應，妳會怎麼做？」

她回答：「我會告訴他第三次。如果他還是不做，我知道那是因為他不想理我。有時我會氣得打他。」

從她兒子的角度來看，他當時正忙著做自己的事，沒有察覺到母親的話，因為他的第五對和第七對腦神經未能充分運作來過濾背景聲音。他可能甚至不知道他的母親正在和他說話。然後，突然間，在他不明白原因的情況下，他的母親打了他，並用憤怒的聲音對他大喊。

即使她已經對他說了三遍，但他仍然無法聽到和理解她的話。在她因未被聽見而感到沮喪時，她打了他。但從孩子的角度來看，這是毫無預警的，他不知道為什麼會招來這一巴掌。所以，他或許會將母親的行為合理地解讀為：「如果想引起別人的注意，先打他們，然後再告訴他們你要說的話。」這個男孩在學校裡有時會要求其他孩子做某件事，如果那個孩子沒有馬上去做，他會毫無預警地打他們以引起注意。難怪這個男孩很難與其他孩子一起玩，因為他的母親無意間教給他這種反社會的行為模式。

在我的診所裡，我讓孩子轉過身去，當他們不回應我要他們穿上外套的簡單要求時，我不會因為我說出口就認為他們聽到並理解了。相反的，我會懷疑他們的第五對和第七對腦神經功能失調。

如果情況確實如此，自閉症患者無法理解別人所說的話，那麼他們當然會難以分辨如何用語言來使他人理解和幫助自己。

■聽覺的演化

在地球生物演化的初期，恐龍和其他大型蜥蜴等大型掠食者在陸地上遊蕩，捕食小型哺乳類動物。能夠威脅這些恐龍和蜥蜴的最大型動物，在行走或奔跑時會用腳撞擊地面，產生低頻的撞擊聲。恐龍能透過纏繞在其大型骨骼上的神經末梢，感應到這些低頻振動。

哺乳類動物演化出能夠聽到更高頻聲音的耳朵；我們的中耳骨與下顎分離，根據空氣中的聲波產生振動。哺乳類動物的「聲音」頻率範圍比恐龍和大型蜥蜴的吼鳴聲要高。因此，早期的哺乳類動物能夠在不被更大更快的掠食者察覺的情況下互相溝通，在生存競爭中增加了一種潛在優勢。

然而，如果哺乳類動物不加區分地讓環境中的所有聲音——包括非常高和低的頻率——都進入耳朵，我們聽到的會是混亂的雜音。那些更高頻率和更低頻率的聲音，會淹沒哺類動物的聲音。對於人類來說，在重要頻率範圍內的女性聲音，也許會傳遞出母親在危險情況下給孩子關於生存至為重要的訊息。

那麼，我們的聽覺如何集中在這些重要頻率上？

哺乳類動物過濾聲音的能力，取決於中耳內鐙骨肌和鼓膜張肌不同程度的張力。這些肌肉有效阻擋了高頻率和低頻率的聲音，只留下大致在人聲範圍內的聲音。功能良好的鐙骨肌可以過濾掉高於和低於人聲範圍之外的聲音，即使是其他震耳欲聾的噪音。⓮這也是自閉症兒童得以改善的關鍵。

關於耳朵結構和聽覺的演化，從一億九千萬年前的早期恐龍時代直到今天，在演化生物學領域中都有大量的記載。

哺乳類動物的頜骨有三個小部分，後來與頜骨的其餘部分分離。這三塊骨頭是一組聽小骨，依其形狀，分別命名為錘骨、砧骨和鐙骨。它們在滑膜關節中結合在一起，並由韌帶連接，形成一個靈活的「鏈條」。

聽小骨的運動，受到附著在聽小骨鏈兩端的鼓膜張肌和鐙骨肌張力調節的控制（即促進或限制），這些肌肉以不同的方式影響聽覺。鼓膜（耳膜）呈圓形，像鼓面，鼓膜張肌將其連接到聽小骨之一的錘骨上。

鼓膜張肌的張力變化，決定耳膜的振動程度。張力增加時，聲音會變大。鼓膜張肌由第五對腦神經的一個分支支配，具有調節音量作用，控制傳遞到耳道深處聽神經受體的音量。

鐙骨肌大約只有一毫米長，是全身最小的肌肉。由第七對腦神經的一個運動分支支配，這個分支改變了肌肉的張力程度。鐙骨肌也非常薄，它起自於圍繞著中耳骨的小腔室內，止於鐙骨（聽小骨之一）頸。隨著鐙骨肌的收縮和放鬆，它會傳遞、而且只傳遞某些頻率範圍內的聲音。在正常聽覺情況下，人聲頻率能夠輕易地通過，而高於和低於這些頻率的聲音，大部分都會被過濾掉。

要分辨他人說話時的頻率變化，需要功能良好的鐙骨肌將我們需要聽到、理解和溝通的聲音範圍區分出來。這項功能對於兒童學習詞彙和語言的旋律極為重要。

■ 治療自閉症兒童的聽覺問題

社交參與者的一個共同特徵是，我們通常擁有如旋律般的聲音，以此傳達感情。這種聲音的旋律，或稱為語調，能使其他人更容易明白我們的話。相較之下，自閉症患者的聲音通常很單調，缺乏起伏，聽起來機械化，近乎機器人。

他們聲音中缺乏語調的原因，或許是功能不良的第七對腦神經使他們無法聽出他人聲音中的語調。

⓮ 這是根據與史蒂芬及其實驗室助理的對話，他們在兩次各別的探訪中測試了我的鐙骨肌功能。

如果孩子無法聽到並欣賞他人聲音中的語調或感受到其中傳達的情緒，他們就無法理解在自己聲音中使用語調的好處，更不用說學會表達這種語調。

這種聲音特質的問題主要並不在於聲音本身。**當自閉症類群患者的腦神經功能得到改善，使他們達到社交參與的狀態時，聲音特質就會改變**。他們立即有了更多語調，使別人更容易理解他們在說什麼。

有時可以透過使腦幹血流量增加的基本練習來改善聽力，腦幹是第五和第七對腦神經的起源處。基本練習也可以釋放顱底（第五對腦神經核所在的位置）和前三塊椎骨之間的緊繃狀態。神經筋膜鬆弛療法還可以有效地調整這些神經的功能，改善社交行為。

我根據對多重迷走神經理論的研究心得，開發了針對自閉症類群障礙的療法。我會評估第五、第七、第九、第十和第十一對腦神經的功能，然後使用特定的生物力學顱骨技法來解開限制，恢復這些神經的正常功能。根據我的臨床經驗和學生的反饋，我確定有可能改善某些被診斷為自閉症患者的溝通技巧。我的幾位患者最初來就診時已被診斷有自閉症，但經過我的治療後，再次重新評估時，他們已不再出現自閉症症狀。

我學會小心使用「治癒自閉症」這個說法，通常只是簡單地說，我幫助了一些被診斷為自閉症的人改善聽力，並提高他們的同理心和溝通技巧。許多在這個領域工作的專業人士認為自閉症無法治癒，他們比較能夠接受「在許多情況下可以改善溝通」的說法。

治療自閉症

我成功幫助了許多被診斷為自閉症類群的兒童和青少年。其中有許多孩子在正常社交行為方面存在問題：他們似乎對他人不感興趣，總是避免看著別人或進行眼神接觸。他們似乎缺乏同理心，更喜歡獨處或玩電子遊戲。

只要有其他年輕人可以和他們在待同一個房間裡，他們的父母就可能把那些人稱為「朋友」。然而，這些孩子並沒有真正與這些「朋友」互動，而是坐在自己的世界裡，旁若無人地獨自玩耍。

有些自閉症患者缺乏言語溝通技巧，無法進行有意義的雙向對話。他們似乎無法去聽或理解別人所說的話，也不擅長遊戲互動。

有些人完全不說話，而有些人在說話時，可能像鸚鵡一樣重複別人剛才所說的話或電影裡的句子。也有些人會不停地說話，不給對方回應的機會。

為了理解自閉症類群患者所表現出的各種行為，我不斷觀察這些人，發現他們缺乏社交參與，而且有神經覺方面的問題。

我曾經幫助其中一些人進入社交參與的狀態。在幾個案例中，我恢復了他們迷走神經的正常功能，並改善其他四對與社交參與有關的腦神經功能。這使患者脫離壓力狀態或背側迷走神經退縮狀態，自然而然地提升了溝通技巧。

從事身體療法的過程中，我最意外的發現之一或許是，**每一位被診斷為注意力不足過動症或自閉症類群的客戶，其右側胸鎖乳突肌都呈現緊繃狀態，並伴隨一種叫做「後腦扁平」或「斜頭畸形」的頭顱變形**。《兒科學》期刊發表的研究報告指出，這種頭顱變形通常只出現在一側，自閉症和注意力不足過動症兒童中出現的比例高於正常發育的兒童。

胸鎖乳突肌附著在顳骨基部，位於顱骨側面，因此，胸鎖乳突肌的長期緊繃會明顯地以特定方式改變顱骨的形狀。儘管主要患者多是兒童和青少年，但這種顱骨變形並不限於兒童，我也曾在許多社交參與困難的成年人身上觀察到。這種治療方法同樣能在成年人身上達到類似的改善效果。

特定形狀的顱骨會對顱內的某些血管或神經造成壓力嗎？嬰兒的顱骨由幾塊骨板組成，這些骨板由堅韌的結締組織連接起來。胸鎖乳突肌的長期緊繃會持續拉扯顳骨，可能使嬰兒的顱骨變形。如果肌肉的緊繃狀態沒有得到緩解，顱骨會維持變形的狀態伴隨孩子成長。

許多家長來找我，因為他們已經知道自己的孩子有後腦扁平的情況。如果家長還未察覺到，我會在開始治療前教他們如何靠觸摸去感覺孩子頭部的形狀，並注意任何不對稱的地方。放鬆單側胸鎖乳突肌的緊繃通常能在幾分鐘內明顯改善孩子頭部的形狀。

扁平後腦復圓術

我會先去感覺兩側的胸鎖乳突肌，並針對較緊繃的一側施以技法。我用拇指和食指穩固但輕柔地捏住緊繃側的胸鎖乳突肌上部，並確定過程中不會造成疼痛。（見附錄第五頁圖⑩「胸鎖乳突肌」）我請其中一位家長握住需要放鬆胸鎖乳突肌那側的腳，並用一隻手輕輕讓孩子的腳踝向下彎曲，然後用另一隻手將孩子的腳趾向上彎曲。大約一、兩分鐘後，胸鎖乳突肌會變得比較放鬆和柔軟。

當胸鎖乳突肌不再拉扯顱骨後部的一側時，原本扁平的地方會被填滿，變得圓潤，兩側變得對稱。這項技法的原理來自湯姆・邁爾斯（Tom Myers）的著作《解剖列車》，其中有對「淺前線」的描述。接著，我會和家長再次評估孩子後腦的形狀，結果往往是頭部變得更對稱。當孩子下一次回來接受治療時，我觀察到這些變化維持得很好。

■從自己的世界走出來——自閉症案例研究

看到並聽到我治療的孩子們的狀況變好，讓我感到非常興奮。下一步就是要了解其他人是否也能學習這種方法，並取得類似的成功。在哥本哈根的學校裡，我們提供了一個兩年課程，主要教授從我的老師亞蘭・吉欣那裡學到的生物力學顱骨技法。多年以來，我從第一門課程的第一天就開始教授我的神經筋膜鬆弛療法（見第二部，二九〇頁）。透過這種方式，我開始意識到這種技法的簡單和強大。

第二天，我問學生是否有人嘗試過他們學到的技法，如果有的話，他們的感覺如何。有一位叫索爾的年輕人向全班分享他的成功經驗。第一天他回家後，打算複習學到的技法，並為他的弟弟威廉進行治療。威廉被診斷患有幼兒自閉症，當時已經十七歲。

威廉不喜社交，經常坐在椅子上低頭看著他的PlayStation或玩弄鑰匙。他不說話，也不與任何人進行眼神接觸。他時常心情陰鬱，如果他因為別人看來微不足道的事情而不高興，他會獨自一個人悶悶不樂。索爾提到，有一次只因為威廉被迫穿上一件他不想穿的T恤。儘管他只穿了一天，但他生悶氣整整三個月。

在索爾為他施作了神經筋膜鬆弛療法之後，威廉便顯得輕鬆、穩定許多，並能夠與索爾眼神接觸，與過去的他非常不同。然後他站起來，用一隻腳保持平衡。就像許多自閉症類群患者一樣，威廉以前無法平衡，現在能以單腳站立。接著他將重心轉移到另一隻腳，並用那隻腳站立。光是這個技法就足以讓威廉進入社交參與狀態，他開始與家人和學校的其他學生溝通，也開始交朋友。

索爾拜託我幫威廉治療，我治療了四、五次。但在威廉來找我之前，索爾已經為他做完了神經系統的大部分治療。

在接下來的幾個月裡，威廉交了許多朋友，去其他歐洲國家度假，參加劇場活動，上瑜伽課，並開始約會。他完成了哥本哈根大學媒體研究的學士學位，之後又取得了碩士學位。最後一次見到威廉時，他告訴我他過得很好，並驕傲地說他和三位朋友一起去阿姆斯特丹度假，他的朋友們也是經診斷有問題的年輕人。他們自己安排了整個旅程——訂旅館，找餐廳，參觀博物館，一起度過了愉快的時光。威廉已經成為國際象棋大師，並且擊敗了其他幾位國際象棋大師。他也開始在一家丹麥軟體公司當音效設計師的見習生（類似臺灣的學徒制），這家公司專門製作電子遊戲。

你可以在 YouTube 上看到索爾敘述威廉的故事（搜尋「autism, William, Stanley」）。

■ 安全感——治療自閉症兒童的特殊考量

用徒手技法治療兒童（尤其是自閉症類群的兒童），會面臨特殊的挑戰。即使是未患有自閉症的兒童，通常也無法在按摩床上躺很久。有醫療史的兒童往往有無數次看醫生和住院的經驗，他們時常被迫躺著接受檢查，或者接受疼痛的注射。

很難想像一個有這種負面經歷的孩子怎麼能夠感到安全，尤其是在第一次治療時——他處於一個不熟悉的房間，以完全無助的姿勢仰躺著，接著一個完全陌生（且身材高大）的人接近他，並開始對他施作某些技法。這很自然會引發抗拒心理，治療師需要具備耐心、技術和經驗來幫助這些孩子感到安全。

此外，許多自閉症兒童不喜歡被觸摸。治療過程像是一場包含孩子、父母和我三方互動的即興舞蹈，直到我贏得孩子的信任，讓他在按摩床上放鬆並允許我進行治療。成功治療自閉症兒童總是讓我有深深的滿足感和成就感。

如果你正在治療自閉症兒童，有幾件事你應該知道。當他們第一次來到你的治療空間時，沒有安全感是很正常的。他們不認識你，會因為看到像醫療檢查床的按摩床而感到害怕。即使你有最好的治療意圖，但他們並不知道。如果你或他們的父母強行按住他們，只會適得其反，因為他們會感覺受到更多的威脅，甚至感覺被侵犯。

所有孩子都可能對被觸摸保持警惕，特別是被陌生人觸摸。很多這些患者的頭部和頸部會疼痛，而這正是我想要治療的地方。

或許他們會允許我觸摸他們的膝蓋或手肘，但當我試圖觸摸他們的頭部或頸部時，他們會把我的手推開。因此，我所選擇的技法必須非常有效，因為我能觸摸到這些孩子的機會非常有限，尤其是在他們第一次治療剛開始時。

我必須先讓他們產生安全感，而這在初次治療時完全無法達成。我也許會拿玩具給孩子玩，等他們專注於玩具時再進行治療，或者讓他們的父母躺在旁邊的床上，甚至讓孩子趴在父母的肚子上。我會與孩子保持眼神接觸，當我看到他們有任何痛苦或不適的表情時，我會暫停動作，等孩子放鬆後再繼續。

我治療孩子時的首要原則——尤其是自閉症兒童——是必須讓他們有安全感，而且在每一個步驟中都必須受到尊重。這是幫助孩子神經系統的某些技法的先決條件。

在我的診所裡，當我安排孩子進行第一次治療時，我喜歡先與其中一位父母通電話，我不喜歡在孩子面前談論他們的「問題」。我會告訴父母，不要對第一次治療抱有太高的期望，初次治療時，我可能甚至無法觸摸到孩子，更別說施作技法了。我的做法是尊重孩子在第一次治療中的抗拒心理，不強迫他們走出舒適區。此外，我還會告訴他們，不要為了想幫我而試圖強迫孩子躺著不動。

如果孩子在頭一、兩次治療時有良好的體驗（包括達到較對稱和圓潤的後腦勺——見第二六七頁的「扁平後腦復圓術」），就比較容易接受下一次治療，也比較願意躺著不動，讓我為他施作技法。

他不會再對我產生恐懼和驚慌，而是常看著我微笑。我認為這是很有意義的，因為自閉症類群的孩子通常會避免注視別人，不做眼神接觸，也不微笑。

對於缺乏正常雙向語言溝通的自閉症患者來說，他們的問題之一是，由於對口語表達的理解不足，而無法得知治療的可預期結果。

儘管治療的價值對父母或醫療專業人員來說可能顯而易見，但自閉症兒童可能完全不理解他們為什麼會在那裡，或者能從治療中獲得什麼好處。他們很可能完全不知道自己有什麼問題，也不知道他們的生活可以變得更好。

然而，當他們意識到在你這裡是**安全**的，尤其是你的治療讓他們**感覺更好**之後，他們的行為就會有所改變。

一條改善人際關係的途徑

多重迷走神經理論使我對治療各種棘手的情緒、身體和心理狀況有了更清晰和深刻的理解，而它在我對自閉症類群患者治療的見解上，影響可能是最深遠的。

自閉症類群患者的一個共同特徵是，他們在正常溝通方面有困難，不僅是與日常生活中的人，還包括照顧他們的人以及試圖治療他們的人。這些溝通障礙限制了他們生活的可能性，也限制了別人和他們溝通及治療的努力，為患者及其家人帶來痛苦。可以理解的是，照顧者常常感到無助、挑戰重重，覺得自己難以勝任。

幫助自閉症類群患者是一段探索廣闊未知領域的旅程，對於照顧者和治療師來說，試圖理解自閉症類群患者所表現出的特異行為，可能只是徒增困惑。

然而，當我們從多重迷走神經理論的角度觀察自閉症患者時，我們了解到，光是改善腹側迷走神經功能，就可能有所幫助。

在任何時間裡，一個人只能處於三種自律神經狀態中的一種。自閉症類群患者可能會突然地在壓力狀態和退縮狀態之間切換，而其他人無法理解原因。透過改善腦神經的功能來啟動社交參與狀態，也許有助於穩定這些轉變，並減少這些人常經歷的一些困難。

此外，藉著改善第五和第七對腦神經的功能來矯正聽覺問題，通常會顯著改善其溝通技巧、社交行為和同理心。這類正向變化往往會產生連鎖反應，進一步促進個體的發展。

當兩個人進行面對面的社交互動和溝通時，他們會透過臉部肌肉的小動作來傳遞有關情緒狀態的訊息。這也會刺激每個人臉部肌肉中的神經，使第五和第七對腦神經持續提供反饋，讓他們清楚地了解自己和對方的感受。

我們的社會愈來愈依賴電子郵件和簡訊。電視主播經常面無表情，或者擺出虛情假意的模樣。愈來愈多的人使用肉毒桿菌，以致於臉部僵硬，或做了整形手術而使表情變少。然而，我們愈是透過不見面和聽不到對方聲音語調變化的方式溝通，溝通就愈缺乏人情味，愈無法傳達任何情感。

我們會說話，但僅憑文字傳訊，我們只不過是在傳遞數據而已。

電話是比電子郵件更進一步的溝通方式，因為電話能捕捉到音調和語氣的變化。視訊通話讓我們同時聽到聲音和看到臉部表情，但沒有什麼能比得上面對面的溝通。

如果孩子沒有太多機會和語調及表情豐富的成人溝通，那麼孩子就可能愈少使用和發展他的表情。難怪我們有愈來愈多患有自閉症、注意力不足過動症和其他溝通障礙的孩子。

除了與自閉症患者的溝通之外，在我們任何一段「正常」的人際關係中，類似的困難也會不時出現。

如果我們和他人都能持續保持社交參與，那麼我們與他人的互動會非常容易。首先，我們需要認識到我們並非一直都處於腹側迷走神經狀態——其他人也不是。其次，我們現在知道，可以採取一些措施使自己或對方進入社交參與的狀態。

我認為，我們才剛剛開始探索多重迷走神經理論的潛力，這不僅能幫助自閉症類群患者，也能幫助我們所有人改善人際關係。

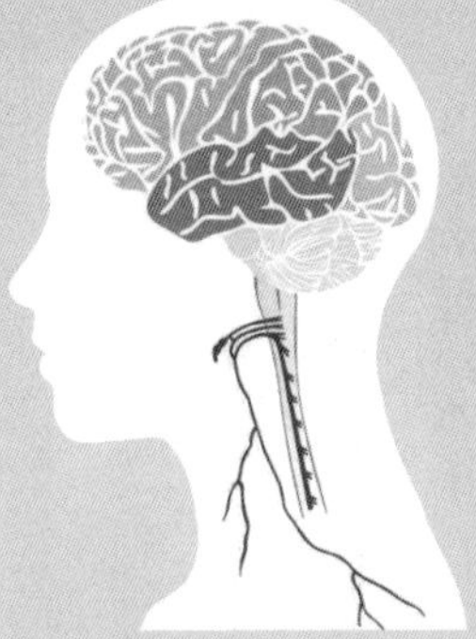

第二部

恢復社交參與的動作練習

第二部要探索迷走神經的癒療力量。

只有當迷走神經腹側分支功能良好時，才能擁有絕佳的健康狀態。**本部分的練習和技法應該能夠幫助大多數人從慢性脊椎交感神經鏈活動（壓力）或迷走神經背側分支活動（停滯）的狀態，轉變為社交參與的狀態。這些練習還可以用來預防自律神經系統問題的發展，並維持整體的健康水準。**

第一次進行練習時，建議從寫一本簡單的日記，記錄任何困擾你的症狀或問題開始。同時，看看第一部開頭的「九頭蛇的頭」列表中所列出的症狀。你也許會將其中一個或數個症狀添加到你的列表中。

記錄某個症狀出現的頻率。例如，你的症狀可能是「一直存在」、「每天早上」、「每週一次」，或「每月一次」。如果你每天都有偏頭痛，你的目標當然是完全擺脫偏頭痛。任何的改善都應被視為正面的結果。

另外，也要記錄症狀的強度。你可以寫下「受症狀困擾中，但仍能生活」、「症狀需要服用藥物緩解」、「症狀強烈到無法上班或參加正常的社交活動」、「無法入睡」，或「早上無法起床」。

你也可以用一到十分來評估疼痛或症狀的嚴重程度。

當你練習了一段時間之後，可以回頭看看你的清單，注意任何變化，例如：「偏頭痛不那麼頻繁了」、「疼痛減輕了」，或「我每個月在止痛藥上的花費減少了」。注意這些練習是怎麼幫助你的——症狀不再那麼頻繁，或者問題不再那麼嚴重。

隨著你繼續做這些練習，剩下的症狀可能會減輕甚至消失。你或許還會注意到其他正面的變化，例如，你的睡眠狀況是否變得比較好？呼吸是否更加順暢？你的食慾是否變得比較正常？

這一切都能促進更好的健康和恢復力。

迷走神經調整動作練習功能

基本練習

- 增強社交參與。
- 幫助寰椎（第一頸椎）和樞椎復位。
- 增加頸部和整個脊椎的活動性。
- 增加腦幹的血流量。
- 對迷走神經腹側分支（第十對腦神經）及第五、第七、第九和第十一對腦神經產生正面影響。

神經筋膜鬆弛療法

- 改善溝通和社交技巧。

火蜥蜴運動

- 逐步增加胸椎的柔軟度，以及肋骨和胸骨間關節的活動性。
- 增加呼吸容量。
- 有助於減少頭部前傾錯姿，讓頭部回到更適當的位置。
- 減少脊椎側彎（異常脊柱彎曲）。

治療偏頭痛的按摩

- 改善各種偏頭痛的症狀。

胸鎖乳突肌運動

- 增加轉動頭部的活動範圍。
- 緩解頸部僵硬的症狀。
- 有助於預防偏頭痛。

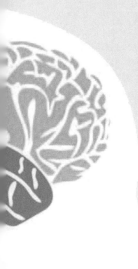

斜方肌扭轉運動

- 改善鬆弛斜方肌的肌肉張力。
- 有助於伸展脊柱。
- 改善呼吸。
- 矯正頭部前傾錯姿。
- 緩解肩部和背部疼痛。

四分鐘臉部自然提升按摩（一）

- 放鬆臉部肌肉。
- 改善第五和第七對腦神經的功能。
- 賦予臉中部嘴角和眼角之間區域的表情肌活力。
- 改善臉部皮膚的血液循環。
- 能感受到的青春活力，而且別人也看得到。
- 幫助你更自然、更常微笑。
- 臉部在與他人互動時更有反應，增加同理心。
- 使平坦的顴骨更突出，使很高的顴骨略微平坦。

四分鐘臉部自然提升按摩（二）

- 改善看遠和看近的平衡。
- 更容易與對方進行眼神交流，並對你另眼相看。
- 平衡及維持眼部的濕潤，使眼睛明亮有神。
- 讓嘴角帶著微笑，眼中閃爍光芒。

治療橫膈膜／食道裂孔疝氣的整骨內臟按摩技法

- 改善呼吸障礙。
- 可改善胃食道逆流問題。

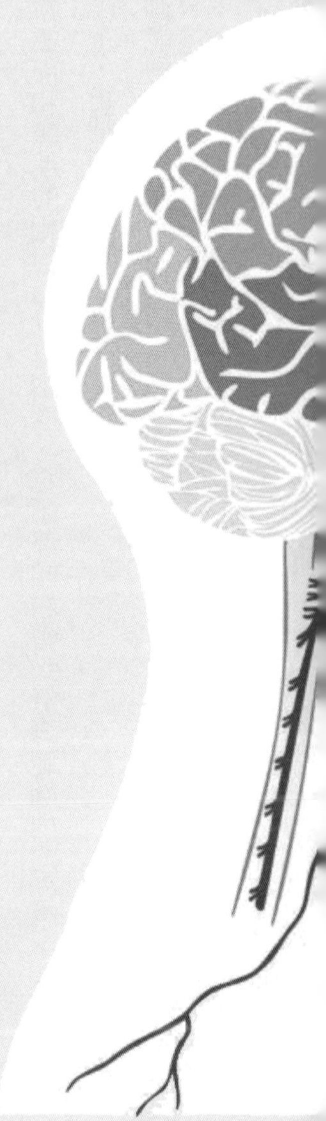

增強社交參與功能的基本練習

這項練習的目標是增強社交參與。它能幫助寰椎（C1，第一頸椎）和樞椎（C2）復位，並增加頸部和整個脊椎的活動性（見附錄第十二頁圖20「寰椎」和「樞椎」）。它也能增加腦幹的血流量，腦幹是產生社交參與所需的五對腦神經的起源處。

這項練習可能對迷走神經腹側分支（第十對腦神經）以及第五、第七、第九和第十一對腦神經產生正面影響。

這項基本練習不但有效，而且容易上手實行，不到兩分鐘的時間就能完成。我通常在第一次療程中就教我的客戶做這項練習。

■ 基本練習前後的評估

評估你頭部和頸部的相對活動自由度。將頭部向右轉到舒適範圍內的極限，然後回到中央，停頓一下，再把頭向左轉。

每一側能轉多遠？是否有任何疼痛或僵硬感？

完成練習後，再做一遍相同的動作。你的活動範圍是否有所改善？如果你轉動頭部時會疼痛，這項練習是否減輕了疼痛的程度？

大多數我治療過的人在將頭部向左右轉動時，都會驚訝地發現活動範圍有所改善。頸部活動的改善，通常伴隨著腦幹血液循環的改善，進而改善迷走神經腹側分支的功能。

你或你的客戶視情況嚴重性，或許會需要重複這項練習。

■ 基本練習說明

第一次做這項練習時，應該採取仰臥姿勢。等到熟練之後，你就可以坐在椅子上、站著或以仰臥姿勢進行。

1. 舒適地仰臥著，將雙手十指交叉（圖4）。
2. 雙手置於後腦勺，讓頭部舒適地靠在交叉的手指上（圖5、圖6）。你應該能用手指感受到顱骨的堅硬，也應該能感受到手指的骨頭接觸

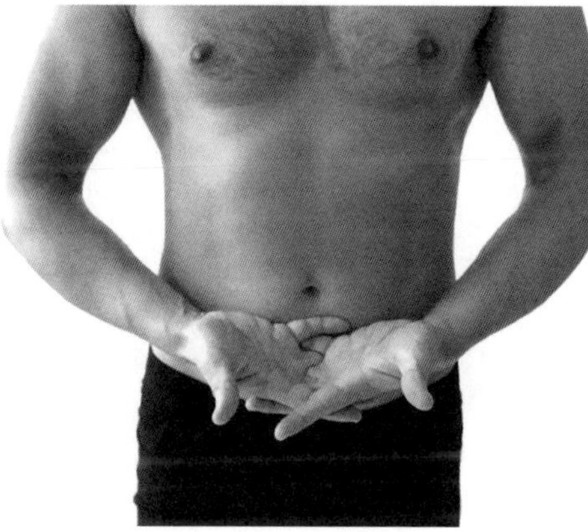

圖4. 手指交叉

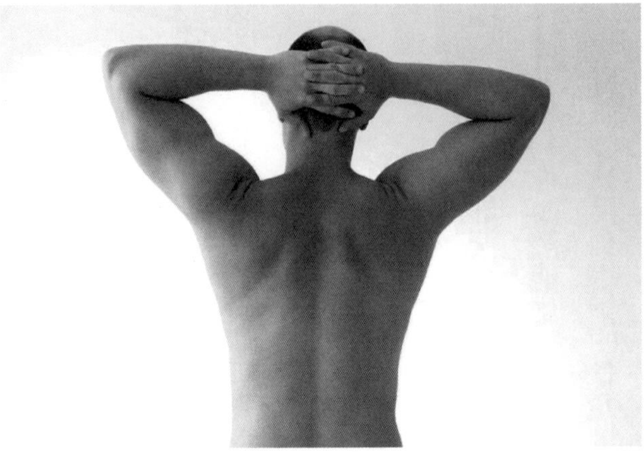

圖5. 雙手置於後腦勺

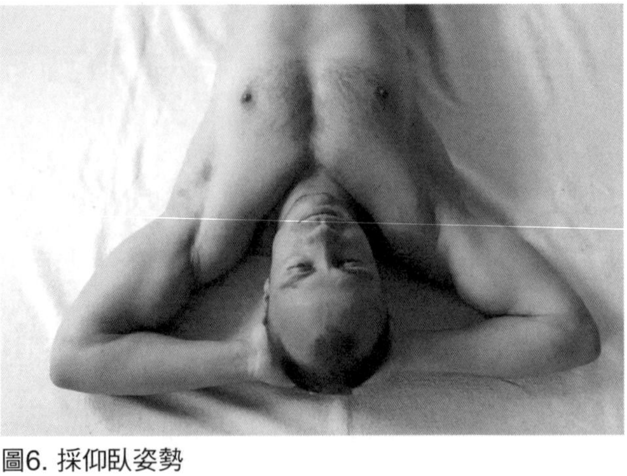

圖6. 採仰臥姿勢

到後腦勺。如果你的肩膀僵硬，無法將雙手放到後腦勺，用一隻手也是可以的，讓手指和手掌接觸到後腦勺的兩側即可。

3. 頭部保持不動，眼睛盡量向右看。不要轉動頭部，只需移動眼睛。維持向右看的狀態（圖7）。

4. 經過一小段時間——三十秒左右，最多六十秒——你會吞口水、打哈欠或嘆氣一口氣，這是自律神經系統放鬆的信號（正常的吸氣之後是吐氣，但嘆氣是不一樣的——吸第一口氣之後，會再吸第二口氣，再完整吐氣一次）。

5. 將視線轉回到正前方。
6. 雙手保持在原位，頭部不動。這次讓眼睛向左看（圖8）。
7. 保持眼睛向左看，直到你出現嘆息、嘆氣打哈欠或吞口水的訊號。

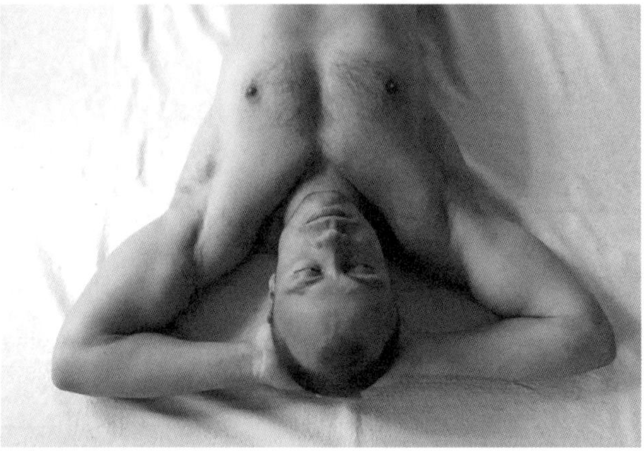

圖7. 向右看

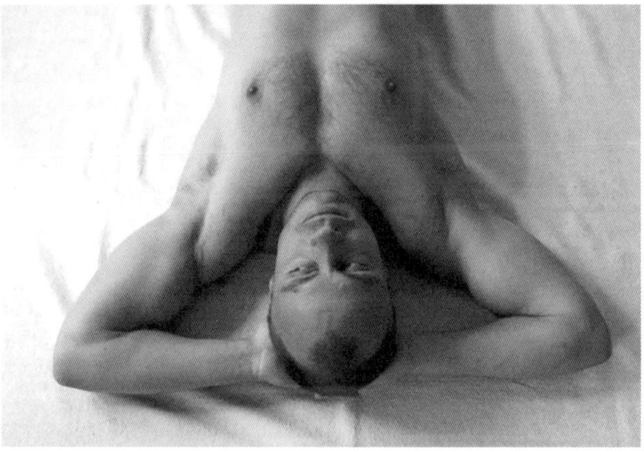

圖8. 向左看

現在你已經完成了基本練習，將雙手放下，坐起來或站起來。評估你的感覺。頸部的活動性是否有所改善？呼吸有不同嗎？是否注意到其他變化？

注意：如果你在起身坐或站起來時感到頭暈，可能是因為你在躺下時放鬆導致血壓下降。這是正常反應。通常需要一兩分鐘，血壓才能調整正常並將更多血液輸送到大腦。

■頸椎和腹側迷走神經功能障礙

當我發現客戶有腹側迷走神經功能障礙時，我觀察到他們也有上頸椎錯位——即第一頸椎（寰椎）扭轉和第二頸椎（樞椎）傾斜而偏離其最佳位置。**使用基本練習能讓客戶的第一頸椎和第二頸椎恢復到更好的位置**，當我再次檢測時，他們的腹側迷走神經功能已經正常。

第一頸椎和第二頸椎的扭轉，可能會壓迫到為前額葉和腦幹供血的椎動脈，而腦幹是社交參與所需的五對神經的起源處。根據我的臨床觀察，我相信只需一個負面想法就能使第一頸椎和第二頸椎錯位，影響我們的姿勢和生理狀況。

我在進階顱薦椎療法課程中示範過這一點。首先，我讓學生觀察我第一頸椎的位置。我仰臥著，學生將雙手的大拇指指腹輕輕地放在第一頸椎的橫突上來確定它的位置。如果第一頸椎沒有扭轉，他們的兩個拇指高度幾乎是一樣的。然而，如果一個拇指高於另一個拇指，那就表示椎骨有扭轉的現象。

在實驗開始時，一位學生觀察到他的兩個拇指是一樣高的。然後，我只是想到一件令我感到困擾的事情。第一頸椎的橫突馬上移動了，一側上升，另一側下降。第一頸椎的位置感覺扭轉了大約四十五度，一側向上（前），另一側向下（後）（雖然這種觀察與實際解剖上第一頸椎單獨扭轉的可能性相反，但如果你用拇指輕輕地監測第一頸椎的橫突，這就是感覺到的情況。我唯一的解釋是，這種扭轉必然是第一、第二和第三頸椎重新定位的複雜組合。第一頸椎必定是以某種方式滑出關節，然後才能扭轉）。

這次經歷讓我感到非常不愉快，因為我必須脫離社交參與狀態。課堂上的其他學生可以看到我呼吸的變化，臉色也變得蒼白。隨後，我讓學生使用徒手筋膜鬆弛療法（參見二九〇頁的「神經筋膜鬆弛療法」），來讓我的第一頸椎和第二頸椎復位。這些椎骨復位時並不像脫位時那麼快，他必須重複數次，直到第一頸椎回到水平位置，才能讓我覺得恢復正常。

第一頸椎和第二頸椎的扭轉，具有進化上的生存價值。它會對椎動脈施加壓力，減少流到腦幹的血流量，進而影響對社交參與所需的五對神經的功能。這會使我們進入非腹側迷走神經狀態，當遭遇危險時，這可以幫助我們生存，當我們需要戰鬥或逃跑，或者無法在身體或情感上面對當前的情況時，它會關閉較高級的功能。

如果我們的神經覺突然接收到來自環境的信號，指出我們受到威脅或處於危險中，這種生理變化應該是瞬間發生的——事實上確實如此。

有趣的是，雖然我們的神經系統很容易被擾亂，但是當我們再次進入安全狀態後，卻需要更長的時間才能平靜下來。

第一頸椎和第二頸椎不需要創傷就會受到影響，對過去事件的記憶也能產生同樣的效果。對患有創傷後壓力症候群的女性，所進行的腦部掃描研究顯示，當她們聽到創傷事件重述時，其腦部額葉的血流量會減少。

為什麼創傷、創傷的記憶，甚至只是消極的想法，就會導致像是第一頸椎和第二頸椎扭轉的結構性變化呢？顱骨底部有十條小肌肉，將枕骨與第一頸椎和第二頸椎連接起來，其中八條肌肉被稱為枕下肌，位於椎骨的後側。另外兩條肌肉，分別是「頭側直肌」（rectus capitis laterali）和「頭前直肌」（rectus capitis anterior），位於這兩節椎骨的前側，它們由位於後腦勺頭皮上的枕神經支配。（見附錄第十一、十二頁圖18「枕下肌群」、圖19「枕下神經」、

圖20「椎動脈」、「連接椎骨的枕下肌群」）。這十條肌肉中任何一條的不適當緊繃，都足以使第一頸椎和第二頸椎移位，並保持在錯位狀態。

每一節頸椎的橫突都有開口（稱為椎孔），以便椎動脈通過。椎骨的扭轉或傾斜會扭曲或壓迫這些動脈，減少血流量，就像折彎的塑膠水管，水流量會減少或停止。通過這些椎動脈的血流量，取決於上頸椎在頸部的位置。

當我們做基本練習時，我們會將頭部的重量壓在手指上。這個壓力足以刺激枕神經，使這些肌肉放鬆和彼此平衡。前兩節頸椎會移動到更適當的位置。

當第一頸椎和第二頸椎回到正確位置時，會椎動脈的壓力減輕，提供更多的血流量給大腦和腦幹，並讓我們恢復社交參與。供應充足的血液給腦神經、腦幹和大腦，對社交神經系統和身體其他功能的正常運作來說是必要的。因此，隨著第一頸椎和第二頸椎的歸位，我們先前稱做「九頭蛇的頭」的許多症狀也會得到緩解。

■ 為什麼基本練習中要移動眼睛？

基本練習牽涉到眼睛的移動，因為八條枕下肌和移動眼球的肌肉之間有直接連接的神經。

如果將手指放在後腦勺，正好在顱骨下緣下方的平行位置，可以直接感覺到眼球運動與枕下肌緊繃度變化之間的關係。保持頭部不動，然後將眼睛向左或向右，向上或向下，或呈斜直線移動。此時以手指輕壓，應該能檢測到上頸椎的輕微移動，或檢測到手指下的頸部肌肉緊繃程度隨著每次眼球運動而發生變化。

在我的診所中，我觀察到那些社交活躍的人，其第一頸椎和第二頸椎位置正確。他們的自律神經系統運作正常，具有靈活性，能夠適當地應對各種情況和內部狀態。

社交參與不是一個固定的狀態，第一頸椎和第二頸椎的位置在做完基本練習後也不應該固定不變。這些骨頭會在我們的心理狀態發生變化的瞬間移動，例如在幸福、滿足、恐懼、憤怒或退縮時，或當我們的生理狀態在社交參與、背側迷走神經啟動或脊椎交感神經鏈啟動之間切換時發生變化。

我們的自律神經系統會不斷掃描外部和內部環境。當一切正常時，第一頸椎和第二頸椎會回到正確的位置，腦幹能夠獲得充足的血流量。當處於背側迷走神經狀態或脊椎交感神經鏈活躍時，第一頸椎和第二頸椎會扭轉脫位，減少流向腦幹中五對腦神經起源處和某些大腦區域的血流量。這項生理機制會使我們抗拒社交參與，但也能讓我們在面臨挑戰或危險時做出反應。這項機制是本能的、即時的，而且繞過意識思考，所以我們通常不會察覺到這種變化。

我治療壓力和憂鬱症的基礎，是使用基本練習或徒手筋膜鬆弛療法（見第二九〇頁的「神經筋膜鬆弛療法」）來重新調整第一頸椎和第二頸椎的位置。前面提到顱骨和前兩節椎骨之間由幾條小肌肉連結著，這些干預手法舒緩了這些小肌肉之間的緊繃與不平衡，重新調整寰椎和枕骨的位置。改善椎骨偏位，特別是第一頸椎和第二頸椎，能改善大腦的血流量，而且通常能迅速改善社交參與狀態所需的五對腦神經的功能。

也有其他形式的徒手療法使用短推、高速操作技法來調整第一頸椎的位置。然而，我比較喜歡使用溫和的技法。如果我能在正確的位置以輕柔的觸碰給予身體正確的訊息，身體就會自行平衡。因為我們不能將第一頸椎和第二頸椎固定在正確位置並期望它們永久保持，所以我們應該經常或根據需要重複施作平衡技法。由於平衡狀態並非固定不變，因此將平衡視為一個持續進行的過程會更好。

有效改善溝通和社交技巧的神經筋膜鬆弛療法

在我聽說多重迷走神經理論或治療自閉症類群患者之前，已經研發出一種針對顱骨底部的徒手治療技法，後來我幸運地使用這種技法幫助許多人改善他們的溝通和社交技巧。我在診所中有時會捨棄基本練習而選擇使用這種技法，我將其命名為「神經筋膜鬆弛療法」。

我根據自己對生物力學顱薦椎療法、整骨療法和結締組織放鬆療法（羅夫療法）原理的理解，研發了這種技法。至少二十五年來，我一直成功地使用這種技法，並且已經教授給數千名治療師。這種技法的施作時間不到五分鐘，無需耗費體力，而且效果顯著。你可以用它來治療自己或他人。

■ 使用神經筋膜鬆弛療法的時機

基本練習是一種簡單的自助方法，對於改善腹側迷走神經功能既簡便且有效。然而，如果你是一位身體治療師，你可能比較喜歡用自己的雙手來治療，而不是讓客戶自助練習；或者，你可能想將自助練習與徒手技法相結合。

神經筋膜鬆弛療法可以作為基本練習的替代方法。

另外，**神經筋膜鬆弛療法特別適合治療罹患自閉症類群的嬰兒、兒童和成人，因為這類患者缺乏必要的口語溝通技巧，無法理解基本練習的指導，與他們溝通並讓他們遵循指示可能會很困難**。

這種使用雙手的方式，為你提供了一種非語言的方法，可以去為另一個人的神經系統帶來有益的改變。

如果你從事按摩或其他徒手療法，我建議你在療程開始時使用這種技法，或者讓你的客戶進行基本練習。

這項建議符合波吉斯、科廷罕和里昂的研究，而且能確保客戶的自律神經系統具有靈活性，使他從你的治療中獲得最大效益。

我也建議你在療程結束時使用這項技法。

■神經筋膜鬆弛療法施作說明

如果你習慣做按摩，你需要以一種全新的方式使用雙手，才能成功地運用這項技法。在嘗試對他人使用之前，先在自己身上練習，學習如何達到放鬆的效果。若要用這項技法促進社交參與，你需要刺激顱底皮膚下鬆散結締組織中的神經反射。這可以平衡顱底和頸椎之間的小肌肉的緊繃程度。

當接受治療者趴著時，你學習這項技法會更容易，因為你可以清楚地看到自己的手指。治療首先從對方後腦勺的其中一側開始。

1. 輕輕按壓顱骨底部其中一側，感覺枕骨的硬度。測試枕骨一側皮膚的「滑動能力」。將皮膚滑動到骨頭的右側，然後讓其回到中央位置。
2. 然後將皮膚滑動到左側，讓其回到中央位置。
3. 將皮膚朝阻力較大的方向滑動。動作要非常緩慢，並準備在初次出現阻力跡象時停下來。這時，皮膚可能只移動約〇．三公分或更少，停在那裡，保持這個位置。繼續感受輕微的阻力。在你什麼也不做的停頓期間，接受治療者會嘆氣或吞口水，皮膚遇到的阻力會隨之消失。
4. 當你再次測試時，皮膚應該可以輕鬆地往兩個方向滑動。
5. 在另一側重複這項技法。

當你再次檢測迷走神經時（見第四章），它的運作應該是正常的。此外，向左和向右轉動頭部時，應該能更自由的活動。

■雙手神經筋膜鬆弛療法解說

當你已經用一隻手練習過後，可以使用雙手進行。

1. 將單手的一根手指放在後腦勺枕骨底部其中一側。如上所述，測試皮膚在骨頭上的滑動能力。應該能感覺到在其中一個方向上比另一個方向更容易。
2. 將另一隻手的一根手指放在同一側的頸部頂端。如果稍微按深一點，應該能感覺到肌肉。用這根手指測試頸部頂端肌肉上皮膚的滑動能力。皮膚應該比較容易往與另一隻手指在顱骨上滑動的相反方向移動（見圖9）。
3. 測試完後，減輕按壓力。讓雙手的手指將皮膚朝相反的方向滑動，直到感覺到阻力為止。
4. 停在那裡，保持住那輕微的緊繃感，直到嘆氣或吞口水。
5. 放鬆你的手指，讓皮膚回到原來的位置。
6. 在顱骨和頸部另一側皮膚上重複同樣的動作。

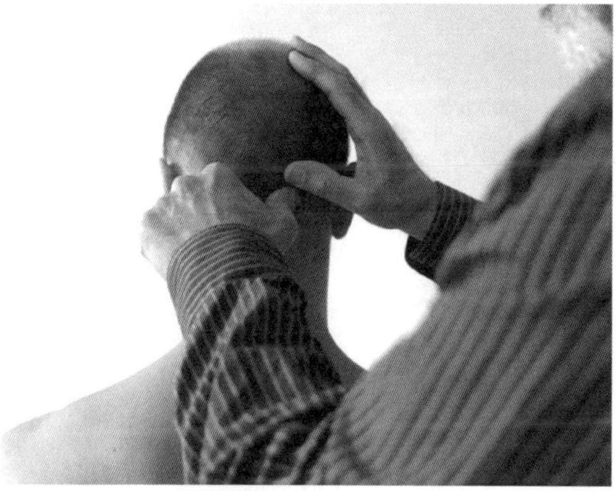

圖9. 用雙手在枕骨上滑動皮膚

當你再次檢測迷走神經時，它的運作應該是正常的。此外，向左和向右轉動頭部時，應該能更自由的活動。

■正確施作神經筋膜鬆弛療法

成功運用神經筋膜鬆弛療法的關鍵是什麼呢？在於使皮膚滑動，並在出現阻力的第一個跡象時停下來。用指尖以最輕柔的力道觸碰皮膚。然後，讓皮膚在底層的肌肉、骨骼和肌腱上滑動一小段距離。

這種技法不同於其他形式的按摩技法，其他技法主要是針對肌肉系統，因此會往身體內部施加壓力。請花時間閱讀步驟說明，以便學習如何正確地施作這項技法。

這種徒手技法能伸展皮膚下的鬆散結締組織（要了解這種組織的精細和脆弱程度，可以到YouTube 搜尋「Strolling under the Skin」）。結締組織含有許多本體感覺神經末梢。當你輕輕將皮膚在肌肉和骨骼上滑動一小段距離時，你會在這種鬆散組織中創造輕微的牽引力，這就足以刺激這些神經。

你只需將皮膚滑動一小段距離，直到感覺到第一個阻力的跡象，因為你正直接作用於本體感覺神經，因此不需要像針對肌肉按摩那麼用力。如果你在第一個阻力跡象出現後繼續使用不必要的力氣或快速滑動皮膚，肌肉和韌帶會變得更緊。這樣做不會造成任何損害，只是需要更長的時間來舒緩。最壞的情況是，你可能無法達到預期的效果。

你也許會發現，有時按壓的力量可以輕柔到令對方說他們感覺不到任何東西。這是很好的反饋！

隨著治療的進行，你會注意到皮膚滑動的能力明顯改善了。

可改善胸部活動與呼吸的火蜥蜴運動

「火蜥蜴運動」能夠逐步增加胸椎的柔軟度，以及肋骨和胸骨間關節的活動性。這會增加你的呼吸容量，有助於減少頭部前傾錯姿，讓你的頭部回到更適當的位置，並減少脊椎側彎（異常脊柱彎曲）。

迷走神經的纖維中有八〇％是傳入（感覺）纖維——負責把資訊從身體傳回大腦，而只有二〇％是傳出（運動）纖維——負責將指令從大腦傳達到身體。第九對和第十對腦神經的某些傳入纖維，負責監測血液中的氧氣和二氧化碳含量。火蜥蜴運動能改善呼吸模式，藉著這個方式告訴大腦（透過傳入神經）我們是安全的，內臟器官也運作正常。這進一步又促進了腹側迷走神經的活動。

但哪一個是先發生的呢？是腹側迷走神經功能失調導致受限的呼吸模式，還是不理想的呼吸模式反饋引起了腹側迷走神經功能不足？如果呼吸橫膈膜和移動肋骨的肌肉變得緊繃，負責監測這些動作的傳入迷走神經會回報有異常的呼吸狀況，這可能會阻礙腹側迷走神經的活動，正如恢復腹側迷走神經的活動可以改善生理狀況一樣。在實務上，改善任何一個都有幫助，無論是哪一個先發生。

頭部前傾錯姿會減少上胸部可用於呼吸的空間，而火蜥蜴運動可以為心臟和肺部創造更多的上胸部空間。減少頭部前傾錯姿也會減少從脊髓到心臟、肺部和內臟器官的神經壓力。透過改善頸椎偏位，火蜥蜴運動還能緩解椎動脈的壓力，並能減輕肩胛之間的背痛。

當你做火蜥蜴運動時，要讓頭部和脊椎保持在同一水平。這種姿勢類似於火蜥蜴，因為火蜥蜴沒有頸部，所以牠的頭部就像脊柱頂端額外一節椎骨。火蜥蜴無法像爬行類動物和哺乳類動物那樣，在脊柱第一節椎骨上彎曲、伸展、扭轉或側彎牠的頭部，也無法將頭部抬高到高於脊椎的水平。這項練習需要使頭部與脊椎形成一直線。

在脊椎運動方面，本項運動會將頭部放置在一個既不向上也不向下的位置。使胸椎（脊椎的胸部部分）可以側彎得更理想，有點像火蜥蜴。你可以利用胸椎的側彎動作來釋放肋骨和胸椎之間的肌肉緊繃。這有助於肋骨的自由運動，並促進呼吸至最佳狀態。

就人類脊椎的伸展和彎曲而言，頸椎和腰椎具有較大彈性，而胸椎彈性較小。然而，胸椎的彈性在側彎時明顯增加。胸椎的小面關節就像被解鎖了，使胸椎可以更自由地側彎。

■第一級：半火蜥蜴運動

要做火蜥蜴運動的第一部分，請先坐或站在一個舒適的位置。

1. 眼睛向右看，不要轉動頭部。
2. 繼續面向正前方，將頭部向右傾斜，使右耳盡量去靠近右肩，但不要抬起肩膀去碰右耳（見圖10）。
3. 頭部在這個姿勢維持三十到六十秒。
4. 然後讓頭回到中間位置，眼睛轉向前看。
5. 在另一側重複同樣的動作：眼睛向左看，然後將頭部向左側傾斜。三十到六十秒之後，讓頭回到中間位置，眼睛轉向前看。

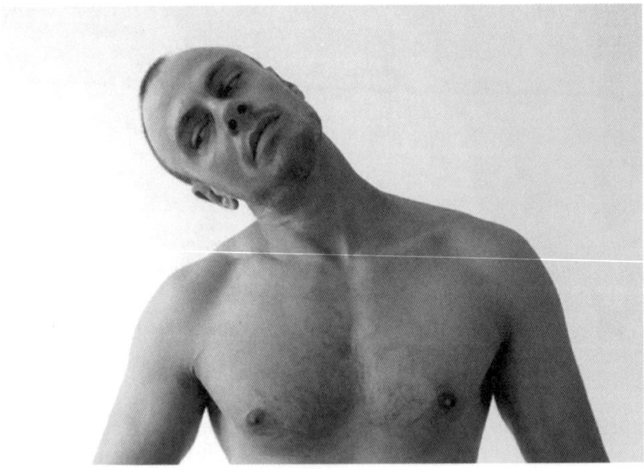
圖10. 半火蜥蜴運動，眼睛向右看

■ 半火蜥蜴運動——變化版

在半火蜥蜴運動的變化版中，請遵循上述相同的指示，但讓你的眼睛向右看，同時將頭部向左傾斜（見圖11）。

在移動頭部之前將眼睛朝相反方向移動，可以增加你的活動範圍，你應該能夠將頭部向左側傾斜得更多。保持這個姿勢三十到六十秒，然後在另一側以反向進行同樣的動作。

■第二級：全火蜥蜴運動

全火蜥蜴運動要側彎整個脊椎，而不只是頸部。

此外，我們會使用不同的姿勢。

1. 四肢著地，用膝蓋和手掌支撐身體重量。你可以將手放在地板上，但最好是將手掌放在桌面、桌子、椅子座位或沙發的靠墊上。要注意，你的頭與脊椎應該保持在同一平面上（見圖12）。
2. 在這項練習中，你的耳朵不應該高於或低於脊椎的水平。為了找到正確的頭部位置，可以將頭部稍微抬高一點，超過你認為的正確位置。你應該能感覺到你的頭部稍微抬高了。然後再將頭部稍微降低一點，低於你認為的正確位置。你應該能感覺到你的頭部低於應有的位置。在這兩個位置之間來回移動。將頭部稍微抬高一點，再稍微降低一點。試著找到一個中間位置，使你的頭部不覺得太高或太低。雖然可能無法精確找到

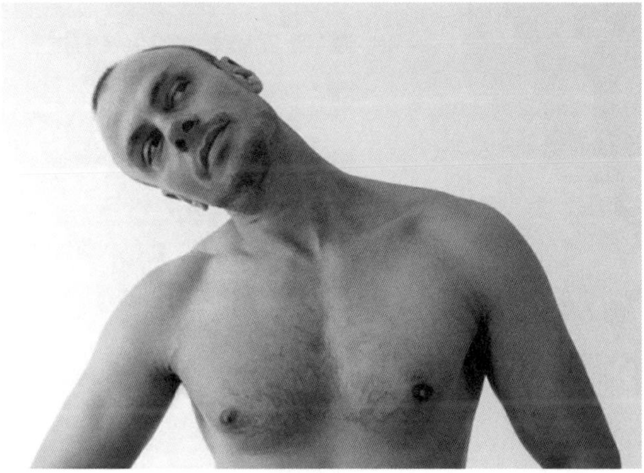

圖11. 半火蜥蜴運動，眼睛向左

位置，但會慢慢地接近。

3. 當頭部找到相對於脊椎的合適位置之後，眼睛向右看，保持這個位置，並且將右耳向右肩靠攏來側彎你的頭部。

4. 完成後，將這個動作從頭部繼續側彎下去，一直側彎到脊椎底部。

5. 保持這個姿勢三十到六十秒。

6. 讓脊椎和頭部恢復到中間位置。

7. 在左側重複上述所有步驟（見圖13）。

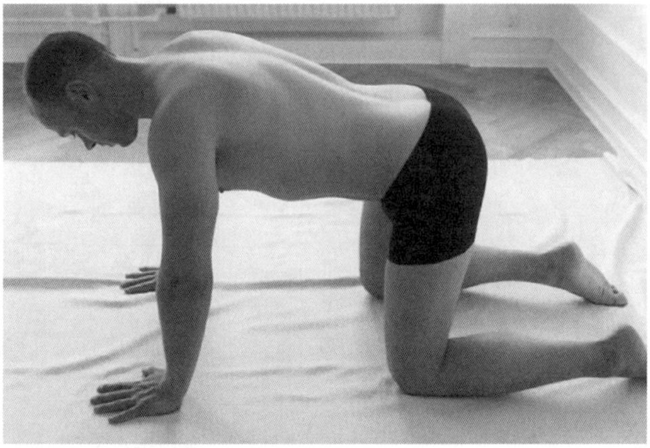

圖12. 四肢著地的火蜥蜴運動

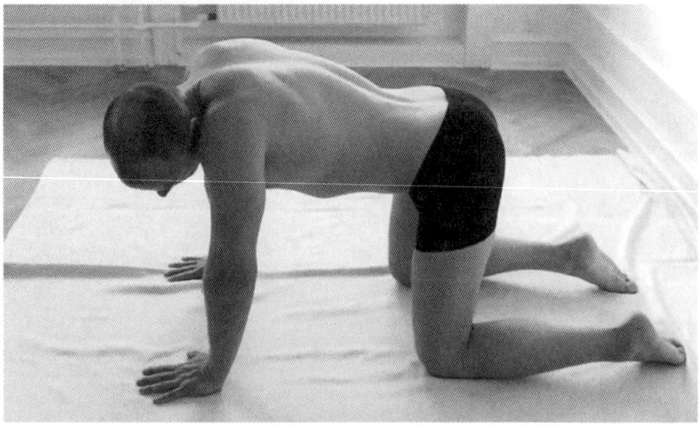

圖13. 頭部向左的火蜥蜴運動

治療偏頭痛的按摩

在附錄中，你會看到四種不同偏頭痛疼痛模式的圖示，紅色部分顯示疼痛區域（見附件第八頁圖⓯「頭痛」）。圖中的X標記了肌肉表面的激痛點位置，可以按摩這些激痛點來緩解肌肉的緊繃。

這四張圖展示了四種典型的偏頭痛，找到符合症狀的疼痛模式。一旦確定，就可以看出是哪個部分的肌肉緊繃，以及應該按摩的位置。

圖中每個X標記的激痛點，是肌肉表面神經末梢高度集中的區域。這些激痛點中的某一些會比肌肉的其他部分感覺更厚或更硬。人們常發現，需要舒緩的激痛點在施加壓力時會感到疼痛。

■ 尋找並解除激痛點的緊繃

由於處理的是肌肉表面的神經，輕觸通常就足以緩解整個肌肉的緊繃。這與一般按摩不同，**通常只需按摩激痛點即可，不需要用力或深按**。

深按或用力按摩激痛點通常會引起疼痛，還可能適得其反。過大的壓力會使身體感覺不安全，自律神經系統會進入交感神經啟動或背側迷走神經退縮的狀態。這雖然無害，但效率低下，因為身體需要時間重新平靜下來。

可以在激痛點上以畫幾個小圈的方式來按摩，然後停止，等待，直到你看到神經系統反應，例如嘆氣或吞口水。幾分鐘內，疼痛的強度應該會開始減弱或消失。每當需要緩解偏頭痛時，你都可以重複這個治療方法。

並不是圖中所有標記X的位置都需要治療。即使X標記的是某個特定疼痛模式的激痛點，但如果你在該肌肉表面的特定位置沒有感覺到任何硬塊或疼痛，表示該激痛點並未受刺激。不要浪費時間試圖舒緩它，應該把注意力放在那些感覺硬、厚或疼痛的激痛點。

緩解頸部僵硬——胸鎖乳突肌運動

這項練習可以增加你轉動頭部的活動範圍，緩解頸部僵硬的症狀，並有助於預防偏頭痛。它類似嬰兒時期最初的動作，我們趴著，用手肘支撐，頭部自由移動以環顧四周。

1. 身體趴下（見圖14），抬起頭，將手臂放在胸部下方。用手肘支撐上半身的重量（見圖15）。
2. 頭部向右轉到舒適的極限位置，保持這個姿勢六十秒。
3. 讓頭部回到中間位置。
4. 現在把頭向左轉到舒適的極限位置，保持這個姿勢六十秒（圖16）。

如果你藉著這項練習改善了頭部的轉動，但其中一側的動作仍未達到理想效果，那麼阻礙很可能來自另一

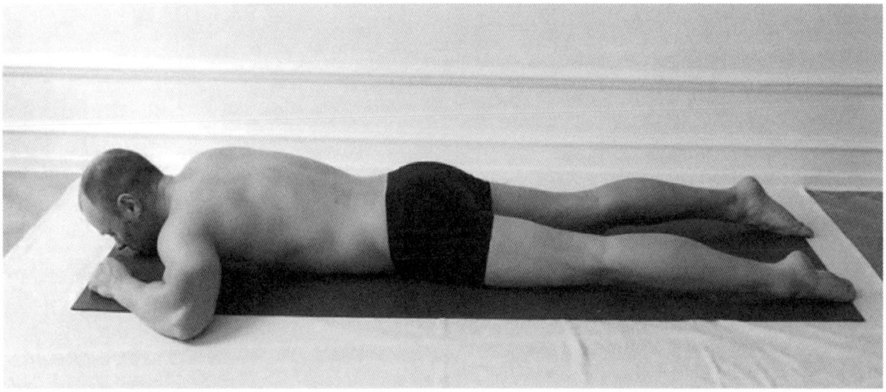

圖14. 身體趴下

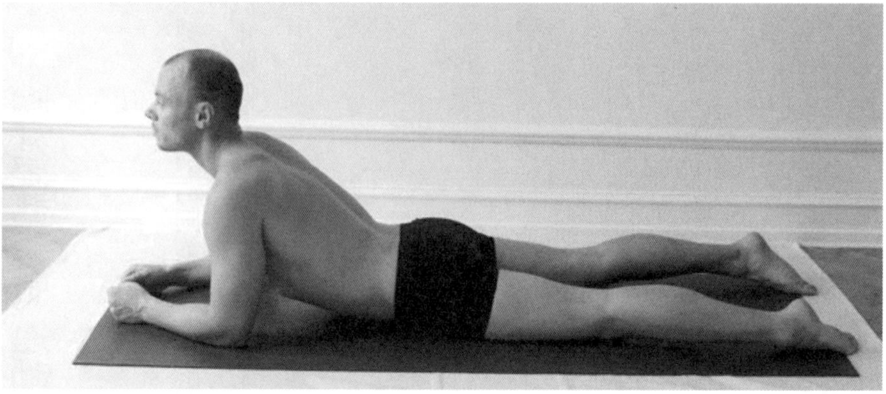
圖15. 抬起頭

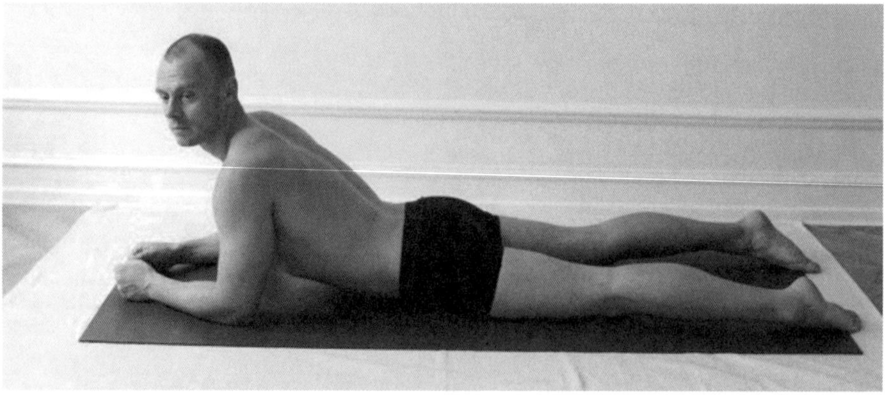
圖16. 頭部向左轉

塊肌肉——提肩胛肌，這塊肌肉由第三到第四頸神經支配。這種頸部僵硬僅靠改善第十一對腦神經及斜方肌和胸鎖乳突肌的功能是無法消除的（請參見第一七七頁的「提肩胛肌」）。

部分僵硬也可能來自裂孔疝氣和食道縮短，因為迷走神經環繞著食道（請參見第一六九頁的「治療橫膈膜／食道裂孔疝氣」）。

緩解肩背部疼痛——斜方肌扭轉運動

這種扭轉運動可以改善鬆弛的斜方肌的肌肉張力，並平衡斜方肌的三個部分，使其互相協調。且有助於伸展脊柱，改善呼吸，並矯正頭部前傾錯姿，進而緩解肩部和背部疼痛。

這項練習對任何人都有益，而不只是有頭部前傾問題的人。這項練習費時不到一分鐘，而且能立即感受到正面的變化。

當你坐了一段時間之後，花點時間做這個運動是有益的，可以定期重複地做。我幾乎每次從電腦前起身都會這麼做。每次做這個運動時，都會感受到呼吸和姿勢的改善，其正面效果是會累積的。

這項練習的理念並不是要增強或伸展斜方肌。假設斜方肌已經足夠強壯，你只需要刺激神經來喚醒鬆弛的肌肉纖維。喚醒它們，讓它們能夠分擔工作，就像嬰兒時期以四肢爬行那樣。

當嬰兒趴著時，他會使用斜方肌三個部分的所有纖維來使肩胛骨靠在一起，抬起頭部，並轉動頭部來觀察四周。嬰兒在爬行時也會使用這些肌肉纖維來抬起身體和四處張望。

然而，當嬰兒站起來的時候，他不再均勻地使用斜方肌的所有纖維。有些纖維變得比較緊繃，而其他纖維的能量減少，變得鬆弛。頭部不再由斜方肌的三個部分均勻支撐。隨著時間推移，頭部往往會逐漸向前滑動，耳朵的中心會位於肩膀中心的前方，肩膀則呈現出向前和向下靠近中線的趨勢。

做完這項練習之後，斜方肌三個部分的所有肌肉纖維的張力會更均勻。如此一來，當你站立或坐著時，頭部會自然地向後和向上滑動，減少頭部前傾，也改善姿勢。

■ 斜方肌扭轉運動解說

這項練習分為三個部分，不同之處在於手臂的位置。

1. 坐在穩固的表面上，例如椅子或長板凳，保持臉部向前。
2. 將手臂交叉，雙手輕放在肘部（圖17）。輕快地扭轉肩帶（shoulder girdle），先向一側扭轉，然後向另一側扭轉，不要停下來，也不要移動臀部。
3. 練習的第一部分，讓手肘下垂，輕放在身體前方。扭轉肩膀，使手肘先向一側移動，然後回到另一側。當你左右扭轉肩膀時，手臂會輕輕地滑過腹部。這樣可以活化上斜方肌的纖維（圖18）。
4. 這個動作重複三次，不要太用力，也不要停下來。移動肩膀時不要勉強或僵硬，動作要輕鬆自然。

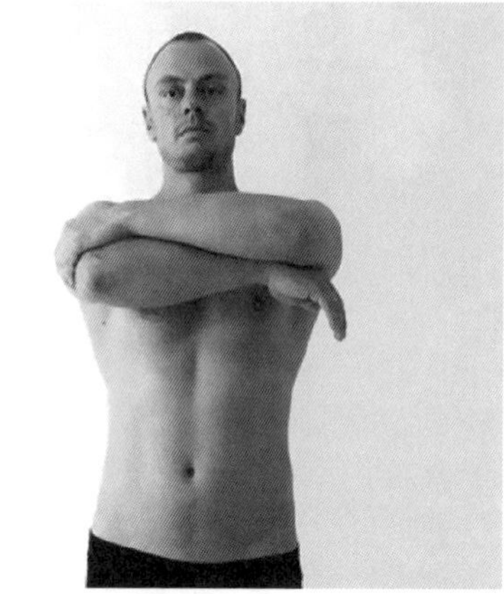

圖19. 抬肘扭轉斜方肌

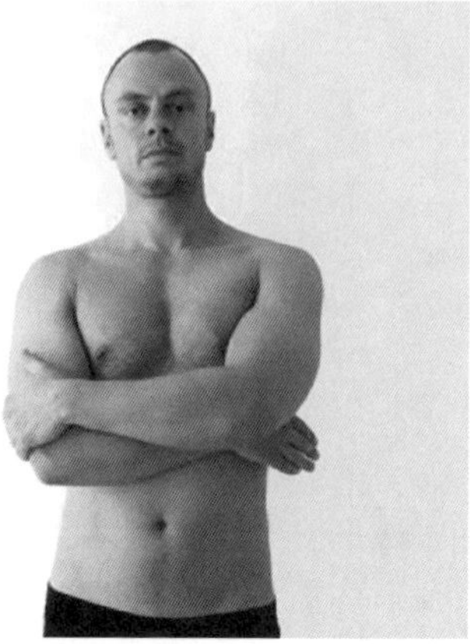

圖17. 雙手置於肘部

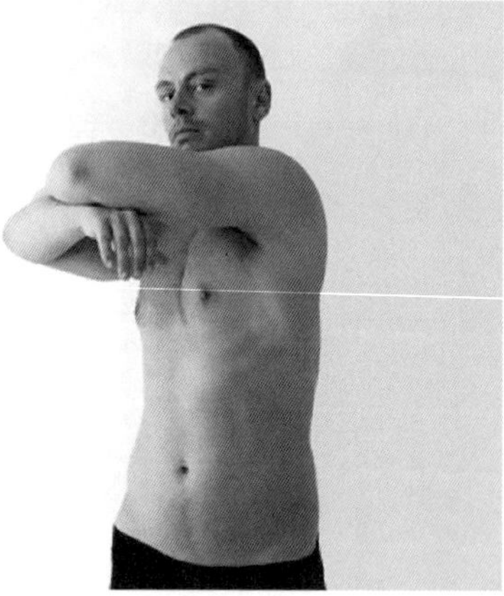

圖20. 向右扭轉斜方肌

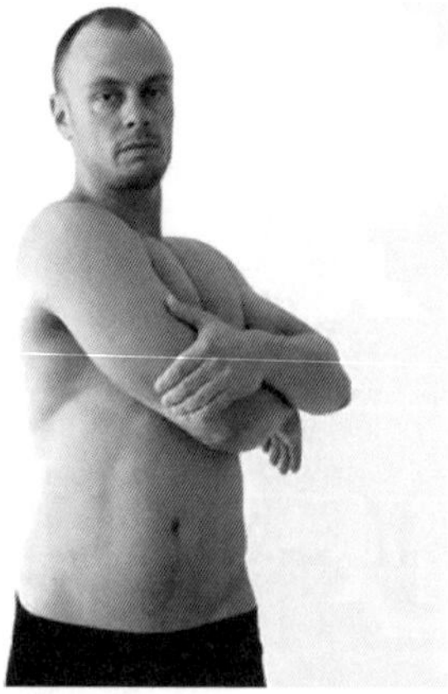

圖18. 扭轉斜方肌

5. 第二部分與第一部分相似，唯一的區別是你需要抬起手肘並置於胸前，與心臟同高（圖19）。先將手肘扭轉到一側，然後再扭轉到另一側（圖20）。重複三次，這可以活化中斜方肌的肌肉纖維。

6. 第三部分，在舒適的情況下將手肘盡量抬高，然後重複上述動作（圖21）。將手肘從一側扭轉到另一側，重複三次（圖22）。這可以活化下斜方肌的肌肉纖維。

完成這項練習後，你會感覺頭更輕了，並且已向後上方移動，脫離頭部前傾錯姿。對於有顯著頭部前傾錯姿的人來說，第一次做這個練習時，身高可能會增加一到兩吋。如果有人從側面觀察你，她會看到你的頭部已經從原來的前傾位置向後移動——如果你有這種傾向的話。

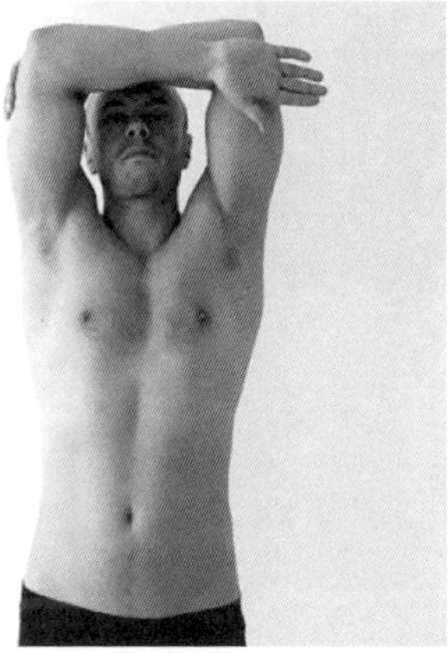

圖21. 手肘抬高

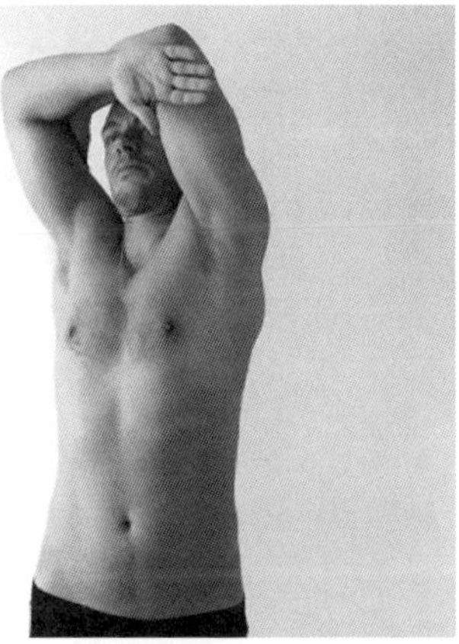

圖22. 抬臂扭轉斜方肌

四分鐘臉部自然提升按摩（一）

這種溫和舒適的療法，好處包括放鬆臉部肌肉，以及藉著改善第五和第七對腦神經的功能使笑容更自然。你可以自己做這項練習，並與他人分享。這項練習的好處有：

- 改善皮膚的血液循環
- 賦予臉中部三分之一區域的表情肌活力，即嘴角和眼角之間的區域
- 改善臉部皮膚的血液循環
- 帶來一種你能感受到的青春活力，而且別人也看得到
- 幫助你更自然、更常微笑
- 使臉部在與他人互動時更有反應，從而增加你的同理心
- 使平坦的顴骨更加突出，使很高的顴骨略微平坦

在進行這項技法之前，請先對著鏡子觀察自己的臉。

如果你是在別人身上施作這項技法，記得給他一面鏡子，拿在手上，讓他能觀察自己的臉部變化，並且特別注意顴骨周圍的皮膚。

先做一側的臉，然後檢查是否能看到或感覺到兩側的不同。當你說話或微笑時，這些差異通常很明顯。然後做另一側的臉，應該同樣會看到更多的對稱性。

■技法施作位置

臉上有一個點是大腸經的終點（參見附錄第九頁圖⑯「針灸穴位」），它在中式、日式和泰式按摩中是一個美容點。

在傳統泰式按摩中，這個點被稱為「金竹」。在傳統中醫裡，這個點被稱為「迎香」，作用是打開鼻孔，改善呼吸。

從西方解剖學的角度來看，這個中醫穴位非常有趣。它正好位於臉部的兩塊骨頭——上頜骨和前上頜骨——之間的關節上。這兩塊骨頭在物種的進化發展中曾經是分離的，但在早期階段它們就融合為一塊骨頭。在現代解剖學中，上頜骨／前上頜骨被視為一塊骨頭，稱為上頜骨。

大腸經的終點很容易找到。只需輕輕觸摸靠近鼻翼外緣的鼻翼皺褶（臉頰和上唇之間的皺褶）頂端旁邊約〇．三公分的皮膚。如果用手指探索這個區域，你會很容易找到這個點，因為它比周圍的皮膚更敏感（圖23）。

■如何施作技法及為什麼使用

臉部皮膚表面由第五對腦神經的分支支配，輕輕觸摸面部皮膚能刺激這些神經末梢。

1. 以非常輕柔的觸感輕撫迎香穴的皮膚表面，然後讓你的指尖與該處皮膚融合在一起。
2. 上下滑動皮膚，找到阻力較大的方向。往該阻力方向輕推。停下來。
3. 保持在該點，直到感覺它放鬆為止。
4. 向臉的中線方向滑動皮膚，然後向外側滑動，找到阻力較大的方向。
5. 停在那裡，輕推。保持住，並等待放鬆。

臉部肌肉由第七對腦神經的分支支配，臉部皮膚下方有兩層肌肉。

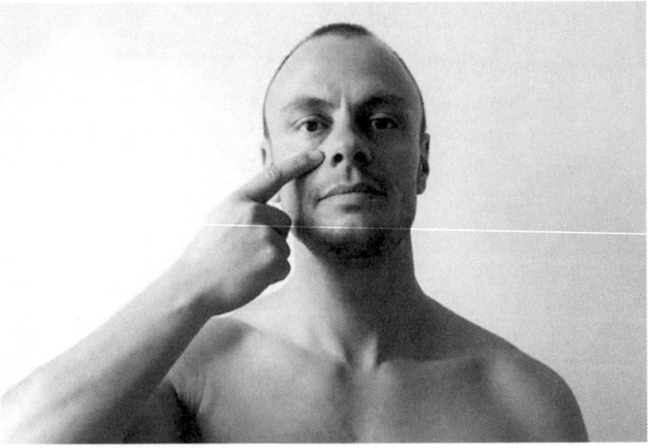

圖23. 按摩迎香穴

6. 讓手指尖輕輕沉入該點皮膚下的肌肉層，讓第一層的肌肉像魔鬼氈一樣黏附在你的指尖上。

7. 如果小心地輕推，就能感覺到指尖下的變化，你可以滑動這些肌肉層；先用畫小圈的方式，讓第一層肌肉在第二層肌肉上滑動。

8. 當你繞著圓圈移動時，你可能會注意到某個方向的滑動阻力較大。繼續朝該方向輕推，保持住，直到感覺到放鬆的跡象——嘆息或吞口水。

9. 接下來，稍微推壓得更深。此時較深層的肌肉與上層肌肉和皮膚黏在一起，你可以讓這兩層肌肉一起在骨骼表面滑動。

10. 當你繞著圓圈移動時，你可能會注意到某個方向的滑動阻力較大。繼續朝該方向輕推，保持住，直到感覺到嘆息或吞口水等放鬆的跡象。

所有骨骼都覆蓋著一層結締組織，即骨膜。這種組織含有許多脊神經或（在本情況中）腦神經的神經末梢。

11. 讓指尖更深入臉部，直到輕輕觸及骨頭表面。

12. 在骨膜表面按摩對自律神經系統有深切的影響。輕輕按壓，但力道要足以到達迎香穴的骨頭表面。讓指尖在骨頭表面左右移動，然後保持輕壓在骨頭上，等待，直到有放鬆的感覺。

在胚胎期，上頜骨原本是兩塊骨頭，分別稱為上頜骨和前上頜骨。即使這兩塊骨頭已經融合成一塊，大多數人仍然可以感覺到它曾經是兩塊分離的骨頭。

這種對第五和第七對腦神經的按摩，能夠刺激臉部皮膚和肌肉的神經。它不能消除所有的皺紋，但能放鬆臉部肌肉，減少皺紋，使臉部看起來更年輕、有精神，而且不會有拉皮手術留下的疤痕組織或肉毒桿菌毒素積累等不良副作用。

更重要的是，這種按摩有助於使表情更豐富，更具溝通性和反應性——能更促進社交參與。**表情是人與人交流的重要部分，臉部應該要足夠靈活，才能夠在不同的情況下表達不同的情緒反應。**

除了表達我們自己的情緒外，臉部的靈活性對社交參與也很重要。當臉部放鬆時看著別人的臉，臉部會自動做出微小的動作來模仿對方的表情。這些動作非常細微，變化也非常迅速。

在皮膚和臉部肌肉中的這些緊繃變化，會透過第五和第七對腦神經的傳入途徑回饋給大腦，讓我們立即在潛意識裡了解他人感受。這是對他人產生同理心的先決條件。

如果皮膚下的臉部肌肉是放鬆的，這個人通常會有光滑、愉悅、和被視為美麗或英俊的容顏。不幸的是，許多人常年來都陷入相同的情緒和臉部模式。他們的臉部肌肉拉扯皮膚，產生皺紋或雙下巴。如果長期處於相同的情緒狀態，而且不放鬆臉部肌肉，這些皺紋只會隨著時間變得更深。

除了這項技法之外，**輕撫臉部皮膚也可以刺激第五對腦神經並減少所有臉部肌肉的緊繃**。

四分鐘臉部自然提升按摩（二）

第一部分的重點在位於鼻翼旁的大腸經迎香穴。刺激這個穴位可以改善嘴巴和鼻子周圍下臉肌肉的平衡和緊繃。

第二部分的重點在眼睛，其技法在很多方面與第一部分迎香穴的提拉技法相似。攢竹穴位於眉毛內側。當人們感到疲倦時，經常會不自覺地揉按這個穴位。按摩這裡的臉部皮膚和肌肉，通常能達到自我舒緩的效果（圖24）。

用拇指或一根手指按壓攢竹穴，從攢竹穴開始逐層深入：皮膚、兩層肌肉和骨膜。

這個穴位也是眼輪匝肌的激痛點，眼輪匝肌是環繞眼睛開口、薄而扁平的肌肉。眼睛被稱為靈魂之窗。在我們按摩攢竹穴之前，這塊肌肉可能過於緊繃，使眼睛些微瞇起，或者可能過於鬆弛，導致眼睛睜得過開。按摩之後，會改善看遠和看近的平衡。能夠把對方看得更清楚，這個人也會更容易與你進行眼神交流，並且對你另眼相看。在更深的層次上，這個穴位位於一個叫做淚骨的臉部小骨骼邊緣。有時候，一個人的眼睛可能會乾燥且顯得無神，也可能會有惱人的流淚現象。維持觸摸攢竹穴的淚骨，就能平衡及維持眼部的濕潤，使眼睛明亮有神。這種臉部提升按摩的目標，是讓嘴角帶著微笑，眼中閃爍光芒。

1. 在眉毛內側找到比其周圍區域更敏感的地方。
2. 用指尖在皮膚上輕撫幾下。
3. 讓指尖輕輕停留在攢竹穴的皮膚上，並保持與皮膚表面的接觸，直到你感覺到嘆息或吞口水等放鬆的跡象。
4. 接著輕輕按壓，深入臉部肌肉層，也就是環繞眼周的眼輪匝肌在臉部骨骼的附著之處。讓皮膚黏在你的手指上，畫一個小圈圈，輕輕滑動皮膚，尋找有阻力的方向。
5. 將手指停留在那個阻力點上，直到你感覺到嘆息或吞口水等放鬆的跡象。
6. 再更深入，直到感受到骨頭表面。揉搓幾下。
7. 然後保持與骨頭的接觸，等待放鬆。

如果眼輪匝肌過於緊繃使眼瞼瞇起，這項技法應能使眼睛正常睜開。如果眼睛睜得過開，這項技法應能稍微收緊眼部，但仍保持眼睛開放。這是傳統泰式按摩中的兩個美容點之一。

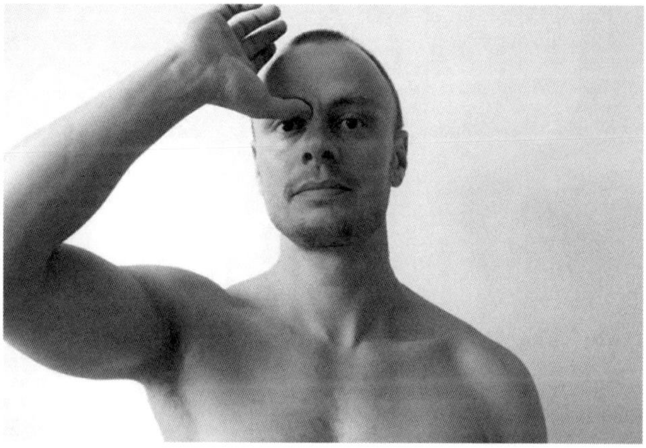

圖24. 按摩攢竹穴

斬斷九頭蛇的所有頭顱

這些自助練習和徒手技法的目的，在於幫助人們脫離迷走神經背側分支狀態，或擺脫交感神經鏈的長期活躍狀態，回到腹側迷走神經狀態。只有這樣，我們才能斬斷九頭蛇的所有頭顱，恢復身體和情緒健康。

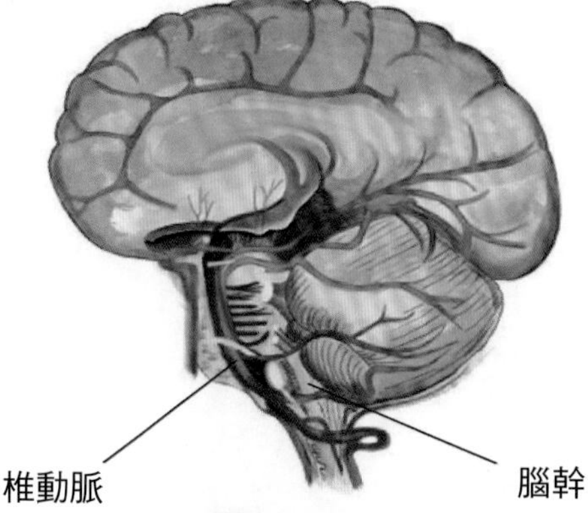

1 大腦

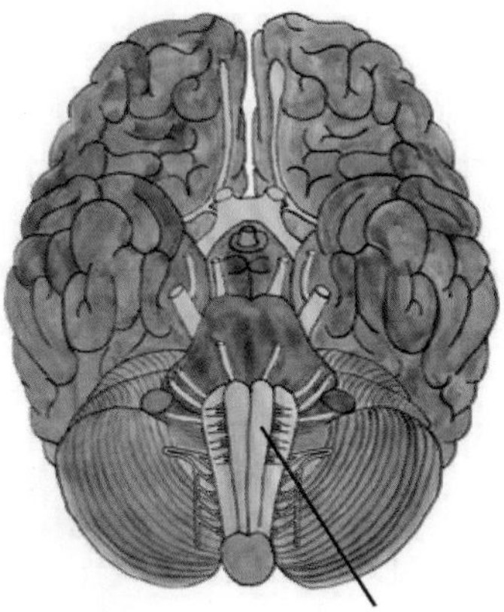

2 腦神經

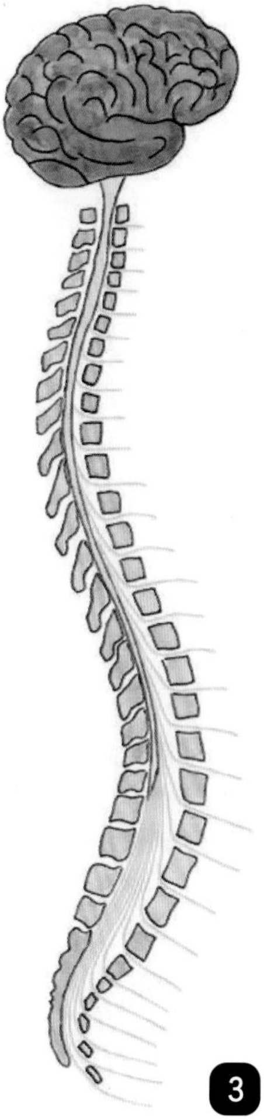

3 脊髓

腦幹從大腦延伸出來，位於大腦的下側，是脊髓的起點。所有的腦神經都起源於腦幹，除了第一對（嗅神經）和第二對（視神經）之外。

椎動脈負責為腦幹和這五對腦神經供應血液。

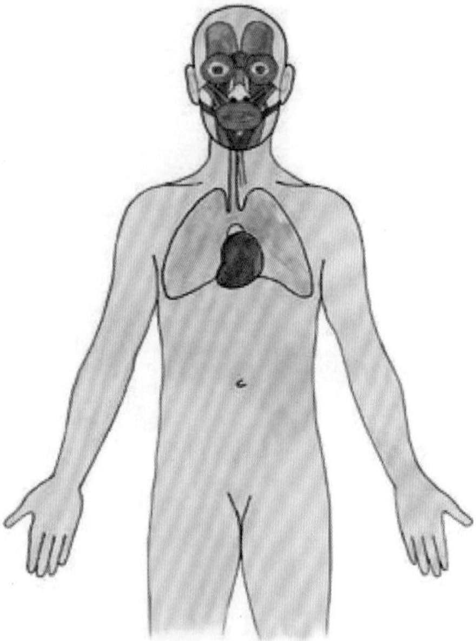

4 腹側迷走神經（迷走神經腹側分支）

迷走神經的兩個分支分別通往心臟、肺和呼吸道。此外，腹側迷走神經延伸到喉嚨的肌肉（喉與咽），也與臉部運動有關。

在圖中，紅色代表心臟，藍色代表肺及兩條管道——左側的支氣管和右側的食道。

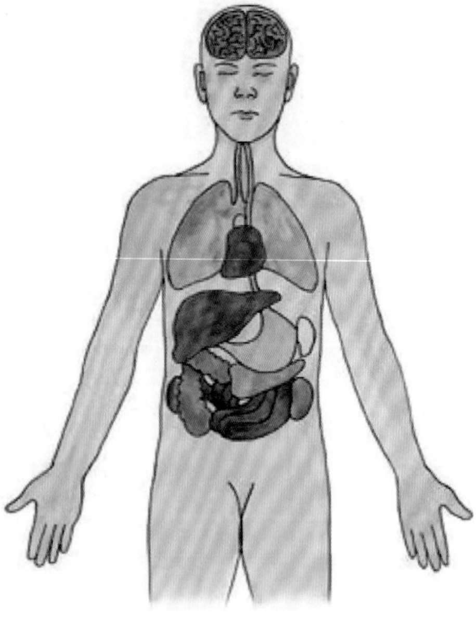

5 背側迷走神經（迷走神經背側分支）

除了通往心臟和肺部之外，背側迷走神經還延伸到橫膈膜下方的消化器官（除了降結腸）。它延伸至胃、肝臟、胰臟、脾臟、升結腸和橫結腸。在圖中，藍色代表肺，紅色代表心臟，綠色代表胃，棕色代表肝臟，灰綠色代表胰臟，深藍色代表升結腸和橫結腸，黃色代表脾臟，灰色代表小腸。

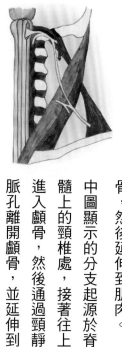

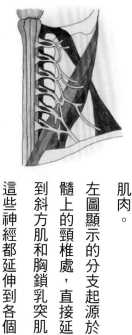

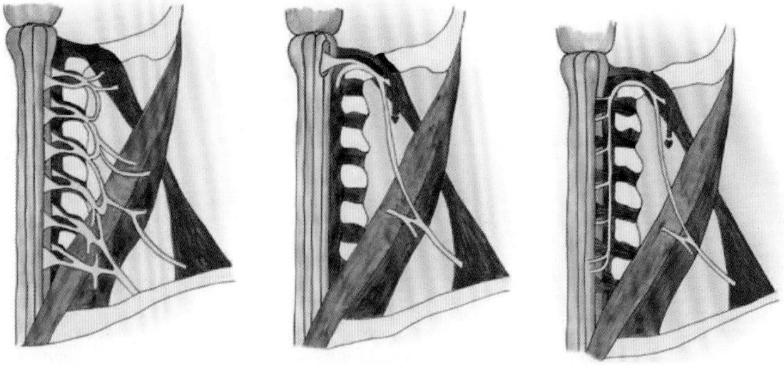

6 第十一對腦神經

這些插圖展示第十一對腦神經的不同分支。

右圖顯示的分支起源於腦幹，通過頸靜脈離開顱骨，然後延伸到肌肉。

中圖顯示的分支起源於脊髓上的頸椎處，接著往上進入顱骨，然後通過頸靜脈孔離開顱骨，並延伸到肌肉。

左圖顯示的分支起源於脊髓上的頸椎處，直接延伸到斜方肌和胸鎖乳突肌。

這些神經都延伸到各個肌纖維束裡，使頸部運動既靈活又精確。

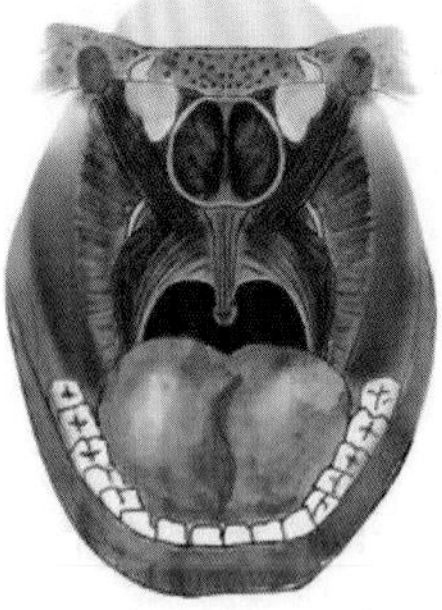

懸雍垂 1

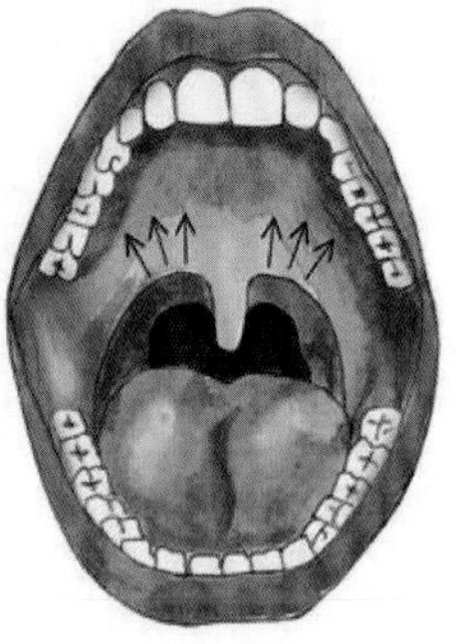

懸雍垂 2

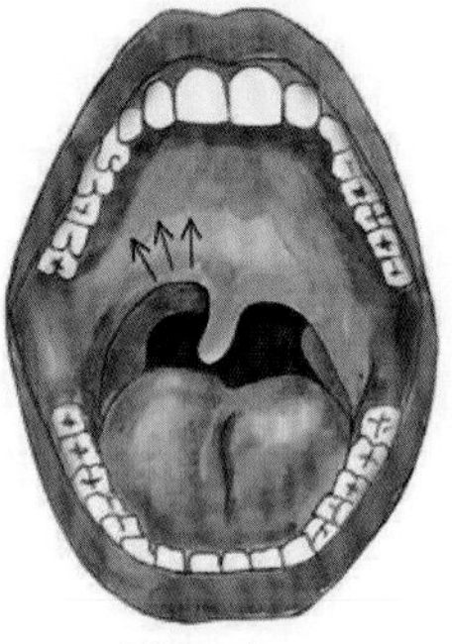

懸雍垂 3

7 懸雍垂

檢測腹側迷走神經的咽部分支：

當我們以頓音的方式說「啊·啊·啊」的時候，顎帆提肌應該將軟顎往上拉。懸雍垂應該對稱地向上移動，如「懸雍垂2」。

如果只有一側往上升，而另一側沒有，如「懸雍垂3」所示，表示沒上升的那一側的腹側迷走神經咽支功能異常。

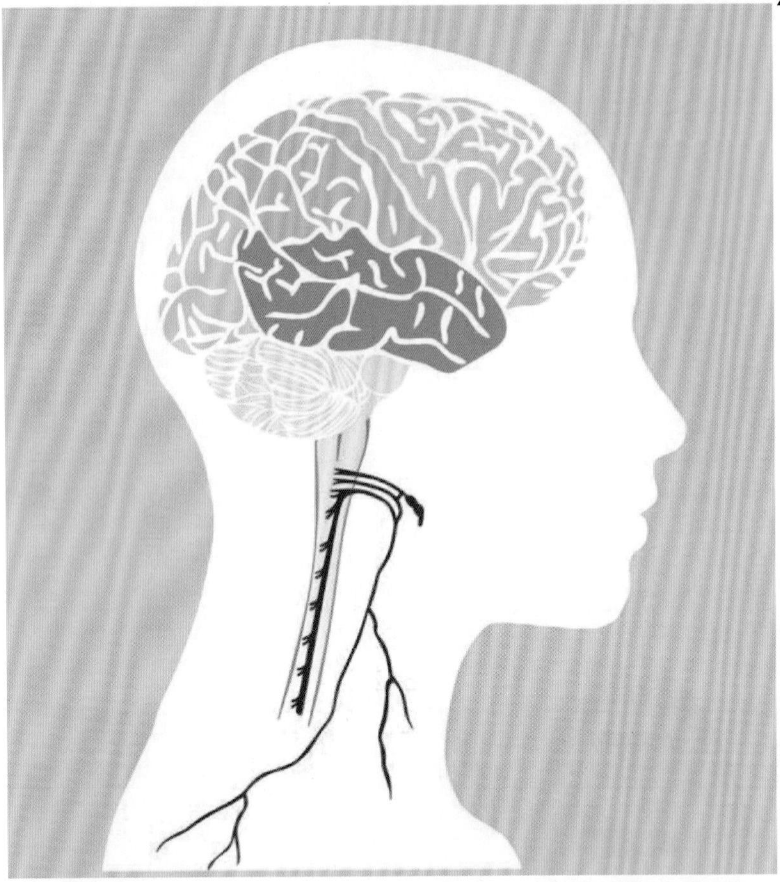

8 中樞神經系統

在這張顯示中樞神經系統的插圖中，你可以看到大腦、腦幹（大腦下部縮窄的部分，延伸到身體內形成脊髓）以及起源於腦幹的五對腦神經之一。

十二對腦神經全部起源於大腦底表或腦幹。我們特別關注第五、第七、第九、第十和第十一對腦神經。如果我們想要有正常的社交參與，這五對神經都需要正常運作。

為了正常運作，這些腦神經需要有足夠的血液供應。寰椎、樞椎或其他頸椎的扭轉，會減少腦幹的血液供應，導致這些腦神經功能異常。

第十一對腦神經，是社交參與所需的五對神經之一，也支配了斜方肌和胸鎖乳突肌。

9 斜方肌

斜方肌分為三個部分：上斜方肌（深紅色）、中斜方肌（紅色）、下斜方肌（紫色）。

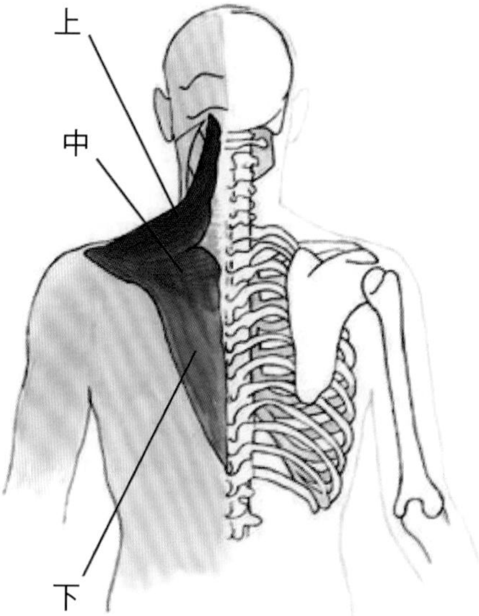

10 胸鎖乳突肌

右圖紅色部位就是胸鎖乳突肌。胸鎖乳突肌左右各有一塊，讓我們可以向左或向右轉動頭部。

斜方肌和胸鎖乳突肌一起運作，讓我們能夠精確地移動頭部，調整眼睛、耳朵和鼻孔的方位，以從環境中獲取重要信息。

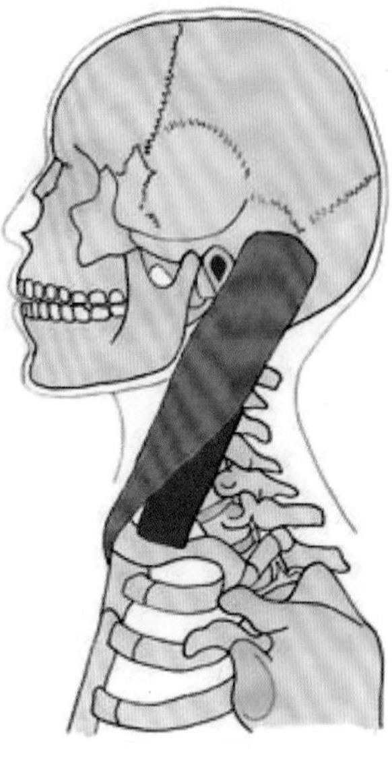

11 棘上肌

左圖顯示棘上肌是沿著肩胛骨的上緣延伸。

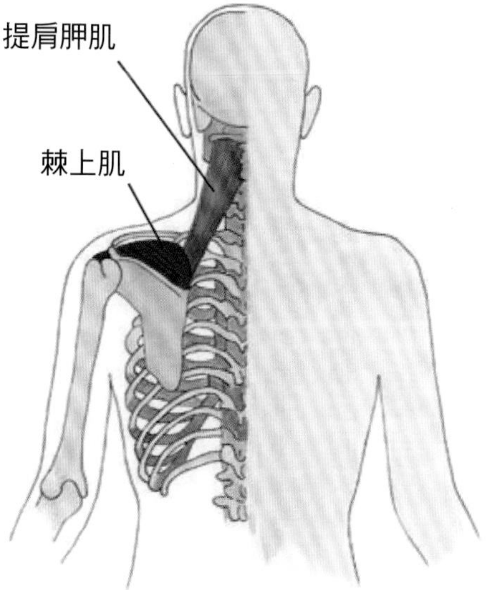

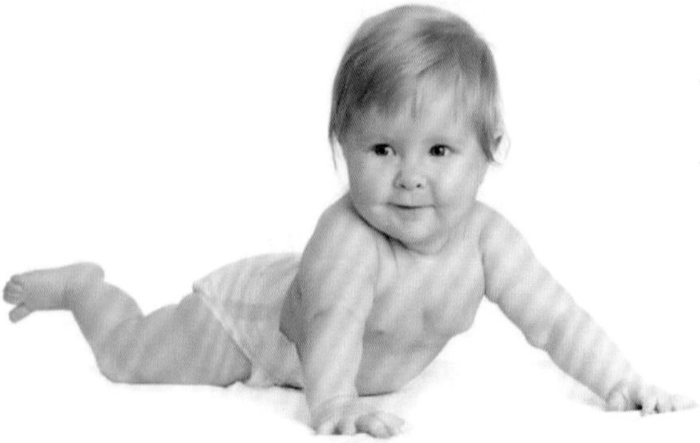

12 趴著的嬰兒

當嬰兒趴著時，最早的動作之一是抬頭。為了做到這一點，他要把三個部分的斜方肌都繃緊起來。繃緊上斜方肌的肌纖維會使頭部向後仰起。繃緊中斜方肌會將肩胛骨拉攏，穩定手臂，以支撐身體的重量。繃緊下斜方肌會使整個脊椎弓起。

在照片中，你可以看到嬰兒的頭部抬起並向後仰，肩胛骨在背部拉攏在一起，整個脊椎呈弓形弓起。

當嬰兒把頭抬起來之後，他會加上胸鎖乳突肌的活動來扭轉頭部。斜方肌和胸鎖乳突肌一起運作，使嬰兒能夠移動頭部，並將視覺、嗅覺和聽覺集中在前方任何感興趣的物體上。

13 爬行的嬰兒

當嬰兒以四肢著地爬行時，斜方肌上、中、下三部分會像趴著抬頭時一樣持續緊繃著。

然而，當嬰兒站起來時，這種關係就發生了顯著的變化，上斜方肌不再像嬰兒以四肢著地時那樣把頭向後仰起。

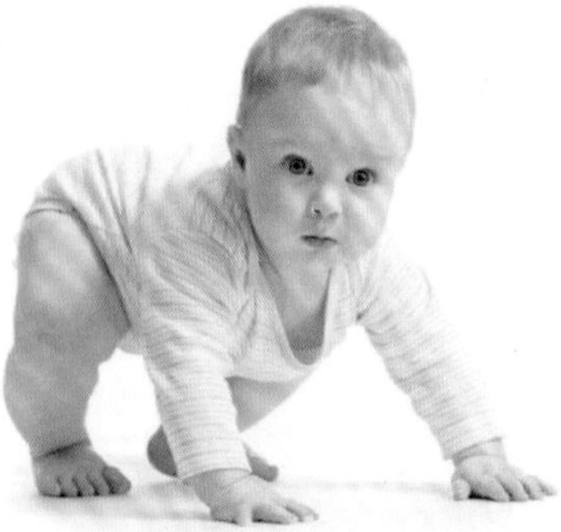

14 站立的嬰兒

如果頭部和身體的關係與四肢著地爬行時相同，頭部會扭轉九十度，臉朝向天空。然而，站立時，頭部會轉向前方。因此，相較於趴著或四肢爬行，站立時上斜方肌的緊繃度要低得多。頭部前傾錯姿源於上斜方肌過於鬆弛，而非過於緊繃。

隨著時間流逝，上斜方肌變得愈來愈鬆弛，頭部在第一頸椎上愈來愈向前滑動。

本書第二部的斜方肌扭轉運動（見三〇六頁）有助於改善和調整頭部的位置，因為斜方肌的三個部分它都能刺激到。

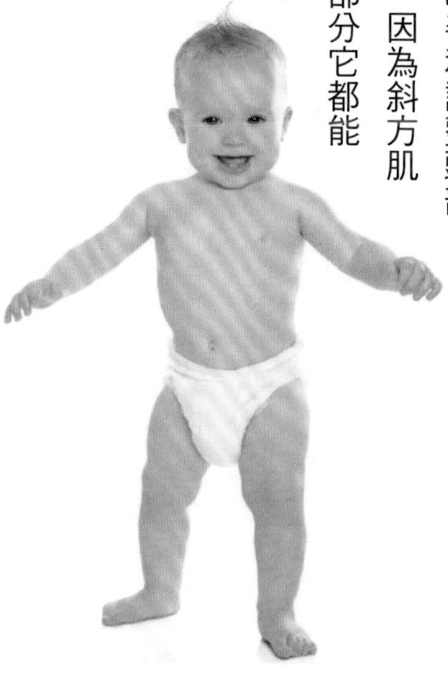

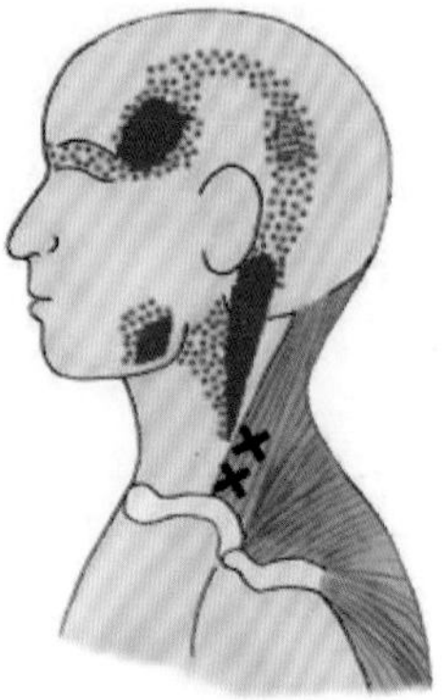

頭痛模式 1

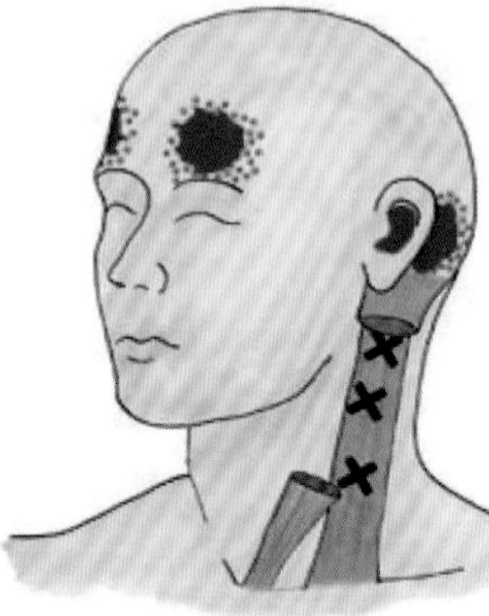

頭痛模式 2

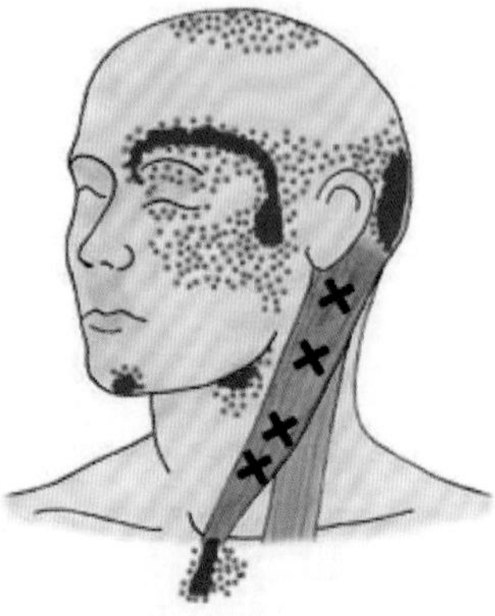

頭痛模式 3

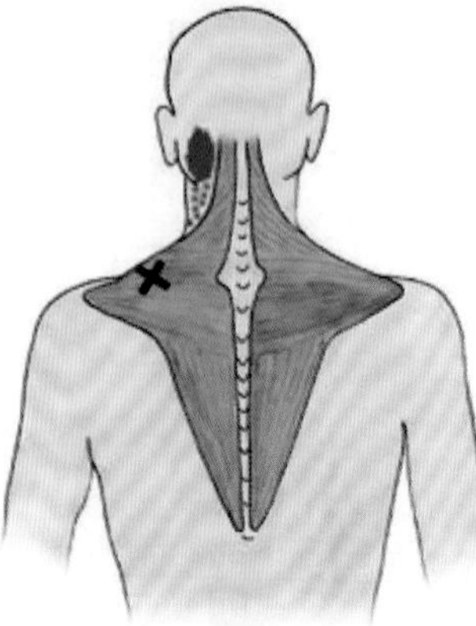

頭痛模式 4

15 頭痛

我在私人診所多年的經驗，與普遍接受的醫療做法相反。根據我的經驗，我認為支配斜方肌和胸鎖乳突肌的第十一對腦神經功能失調與偏頭痛有關。

偏頭痛屬於緊張性頭痛，有四種不同類型，每種類型由胸鎖乳突肌或斜方肌的不同緊繃模式引起。如果你有偏頭痛，請檢視這四張圖，看看是否能辨認出是哪種紅色的疼痛模式困擾著你。

由於這些肌肉部分由第十一對腦神經支配，治療偏頭痛的第一步是使用基本練習（見二八〇頁）來建立第十一對腦神經的正常功能。接著，找到適當的激痛點，每個點以X標記，然後按摩這些點幾分鐘，直到感覺緩解為止。

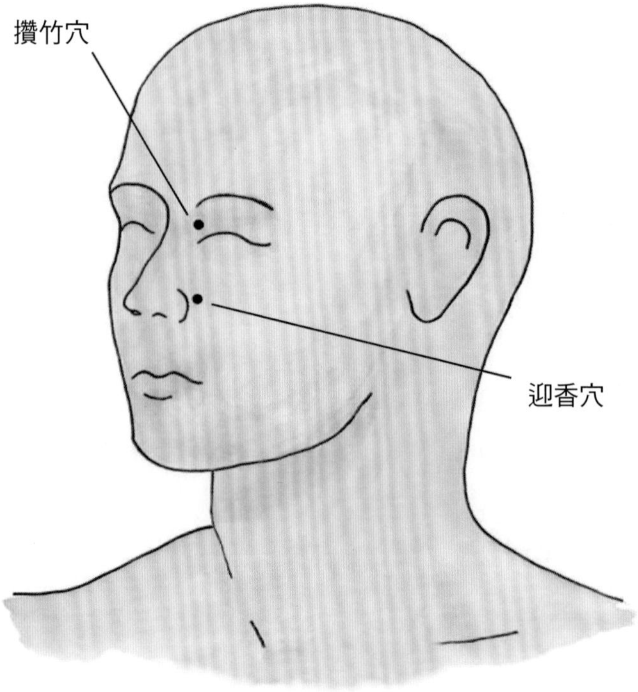

16 針灸穴位

針灸穴位按摩——針對第五和第七對腦神經的自然面部提拉：迎香穴（位於鼻翼的頂端）和攢竹穴（位於眉頭內側）。

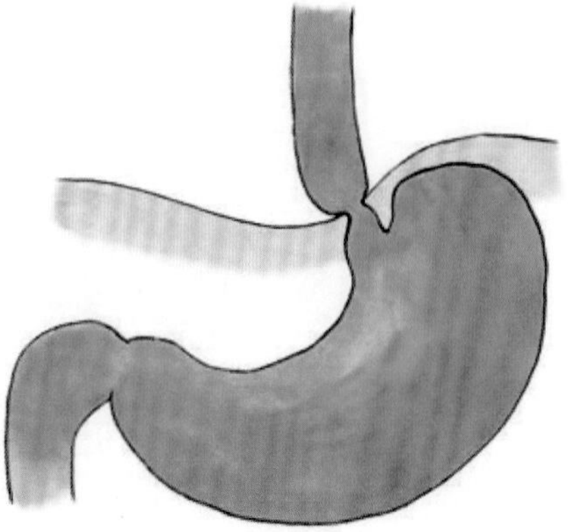

胃 1

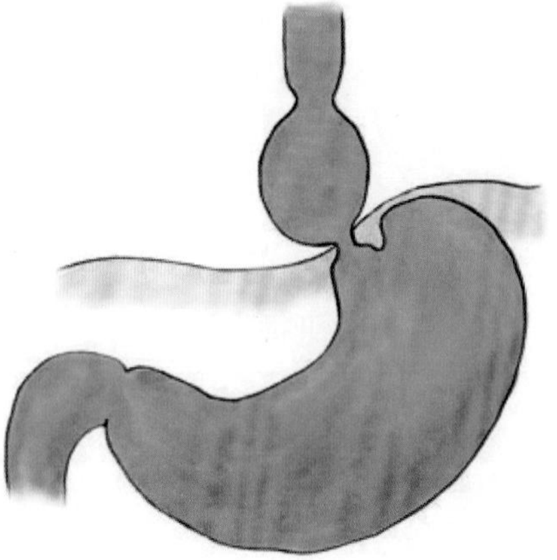

胃 2

17 胃部

在正常情況下，胃應該位於腹腔內，低於呼吸橫膈膜許多。

食道是一條肌肉管道，從咽喉（喉嚨後部）延伸至胃，穿過呼吸橫膈膜的開口（裂孔）進入胃部。當我們吞嚥時，食道將食物從喉嚨運送到胃裡。

「胃2」是裂孔疝氣的狀態。食道的上三分之一由腹側迷走神經支配，如果腹側迷走神經功能失調，食道會縮短，將胃拉到橫膈膜底部，形成裂孔疝氣，甚至可能將部分的胃拉入胸腔。這會干擾橫膈膜的正常功能，使其在吸氣時無法正常下降。

我發現，每一位來我診所並被診斷為慢性阻塞性肺病的患者，幾乎都處於背側迷走神經啟動狀態並伴有裂孔疝氣。

18 枕下肌群

四對枕下肌位於顱骨底部的枕骨下方。枕下三角是頸部的一個區域，由三對肌肉構成：大後頭直肌（上方和內側）、上頭斜肌（上方和外側）、下頭斜肌（下方和外側）。雖然斜方肌和胸鎖乳突肌負責頭部在頸部的大幅度運動，但枕下肌群對這些運動會做更細微的控制。

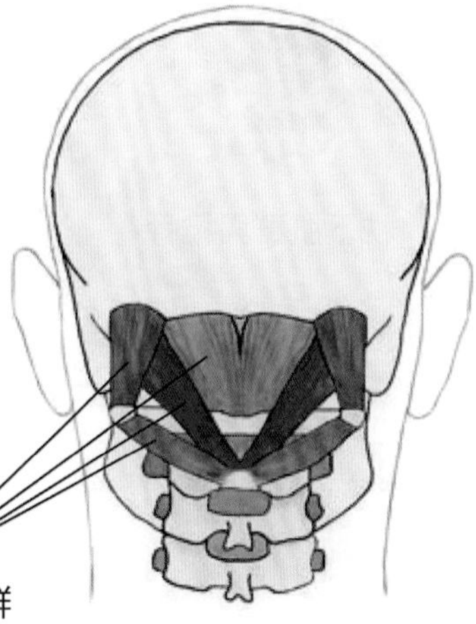

19 枕下神經

枕下肌群由枕下神經支配，該神經穿過枕下三角，其分支並延伸至枕下肌群。

我們可以利用基本練習（見二八〇頁）中的溫和技法來平衡這些肌肉的緊繃度，然後，骨骼之間的對位可以排列得更好，允許更多的血液流過椎動脈。這往往能立即改善骨骼的位置以及腹側迷走神經的功能。

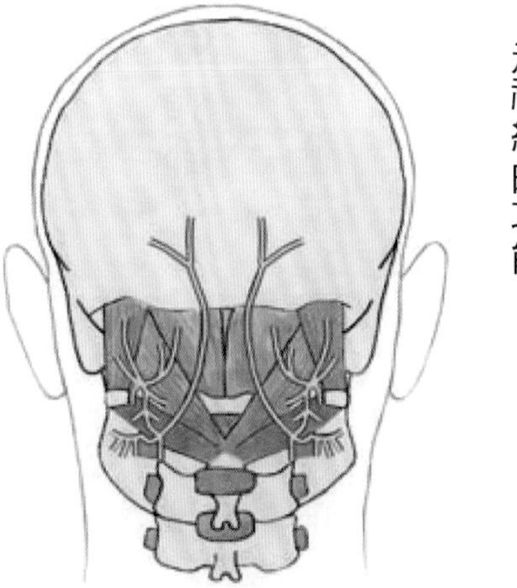

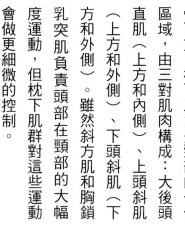

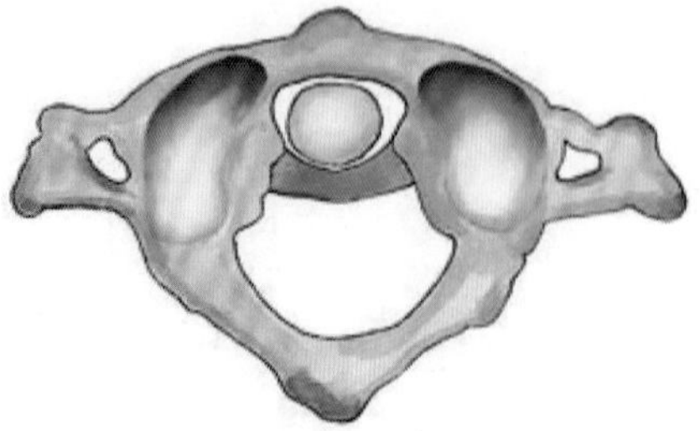

寰椎

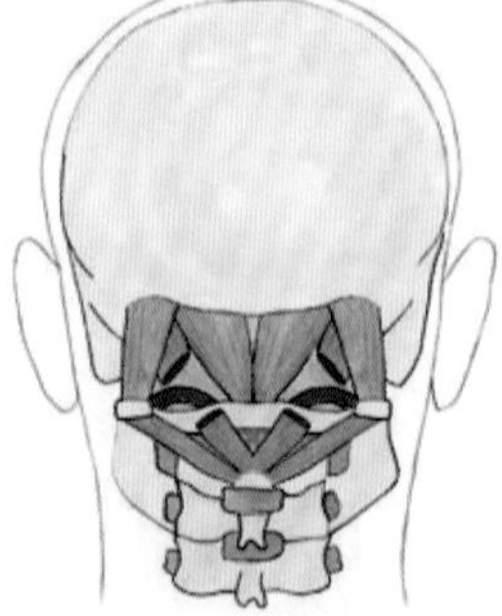

枕下肌群與椎骨

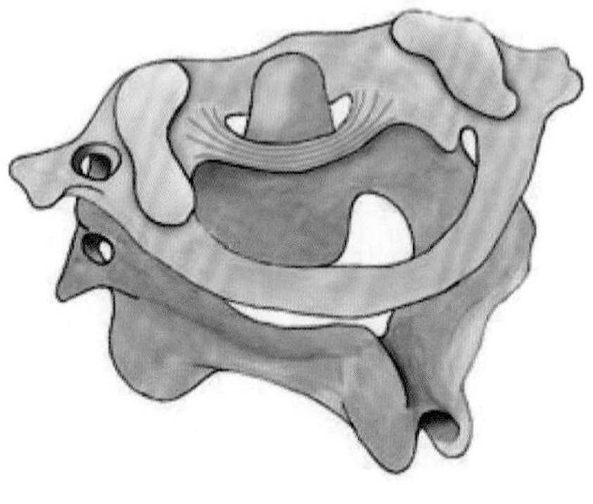

樞椎與寰椎

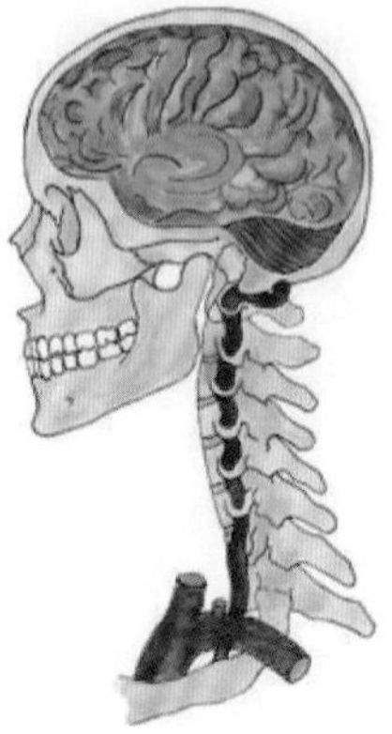

椎動脈

20 頸部

枕下肌群透過穩定顱骨與寰椎（第一頸椎）以及寰椎與樞椎（第二頸椎）之間的連接，對於將頭部穩定在頸部上有著重要的作用。

枕下三角區的肌肉緊繃會使枕骨、第一頸椎和第二頸椎之間的相互位置偏離最佳狀態。枕下肌群的緊繃和不平衡也會對枕下三角區的神經和血管施加壓力。

椎動脈（紅色）在通往腦幹的途中穿過枕下肌群，因此這些肌肉的緊繃也會減少流向腦幹的血流量。

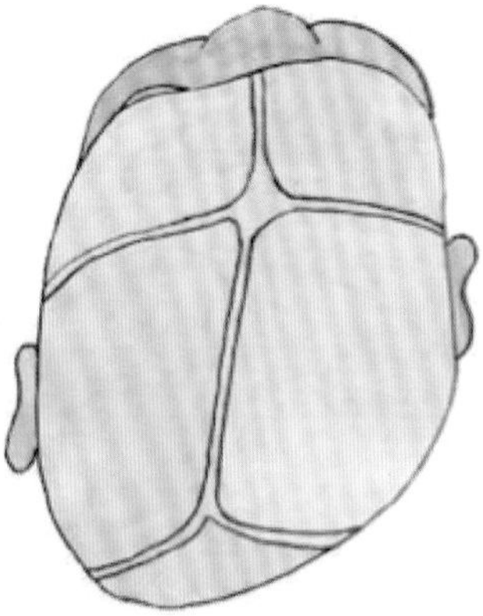

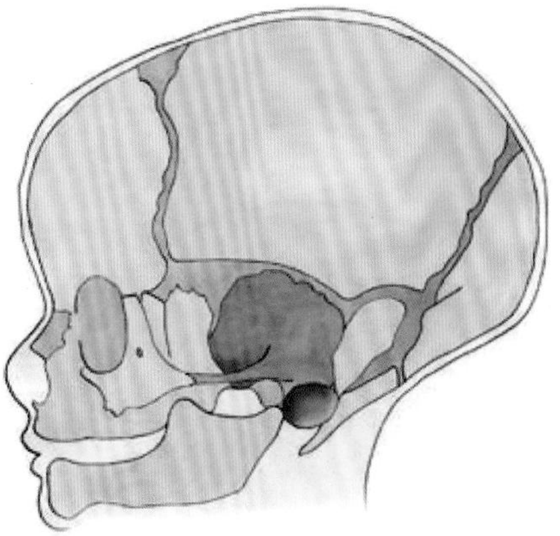

21 嬰兒顱骨及俯視圖

後腦扁平是由於一側（通常是右側）胸鎖乳突肌的長期緊繃引起的，這種緊繃很可能是由第十一對腦神經功能失調所致。

顱骨有八塊骨頭，臉部有十四塊骨頭。出生時，這些骨頭尚未在接縫處鈣化並融合，而是由堅韌的彈性結締組織連接起來。在分娩過程中，這些骨頭的柔韌性和它們之間的結締組織的彈性非常重要。顱骨在穿過產道時會受到巨大的壓力，而產道並不是一條筆直的通道。顱骨的柔韌性允許它在通過這個不規則形狀的通道時改變形狀。

出生後，頸部肌肉和顱骨內部的流體動力，開始使嬰兒的頭部變得更對稱和圓潤。然而，胸鎖乳突肌的長期牽引足以使顱骨的各個骨頭因相對位置的改變而變形。後腦勺形狀的改變會影響大腦的血液供應——有些部位得到過多的供應量，而其他部位則供應不足。自從我注意到後腦勺的形狀之後，我發現我的每一位自閉症類群或注意力不足過動症的客戶，都有後腦扁平的情況。

「嬰兒顱骨俯視圖」描繪出由緊繃的胸鎖乳突肌所引起的顱骨嚴重變形。即使在成年人的顱骨被認為已經融合且形狀固定的情況下，緩解一側胸鎖乳突肌的長期緊繃，仍有可能減輕顱骨變形的情況。令人驚訝的是，無論年齡多大，你都可以讓扁平的後腦變得更加圓潤（見二六七頁）。

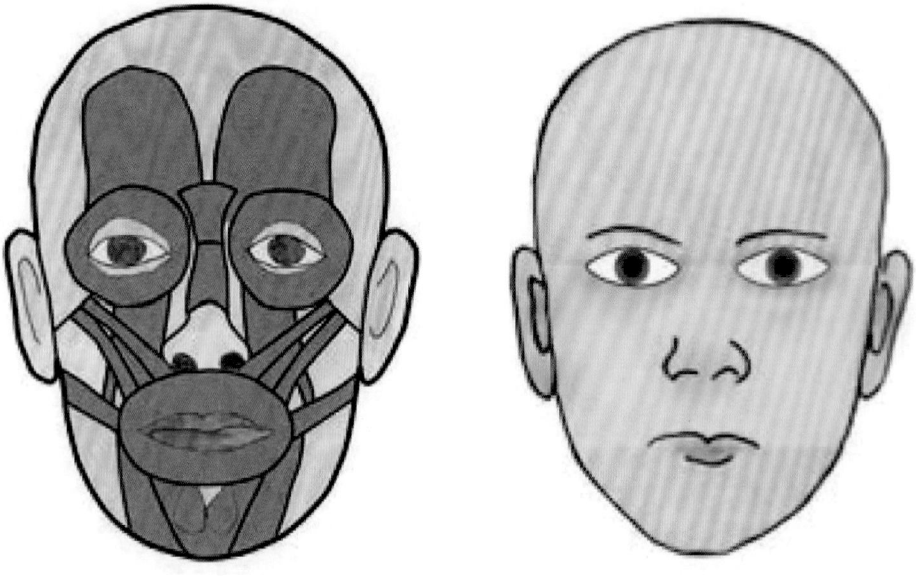

22 臉及臉部肌肉

我們許多人臉部肌肉的活動並不多。臉部肌肉的活動可以是自然而然的，也可以是特意表現出來的，例如我們為拍照而微笑時。

自然的表情變化，尤其是當一個人直接看著另一個人時，是社交參與的徵兆。這些細微的變化每秒發生數次。這些單獨的表情變化快到難以察覺，但我們可以看到臉上充滿了生氣。

當一個人有社交互動的時候，臉部動作自然的會發生在眼睛中部到上下嘴唇間的區域。